KNAUR
MENSSANA

Wighard Strehlow

Die Hildegard-Naturapotheke

Heilmittel und Rezepte
von A bis Z

KNAUR
MENSSANA

Besuchen Sie uns im Internet:
www.mens-sana.de

Originalausgabe November 2014

Ein Imprint der Verlagsgruppe
Droemer Knaur GmbH & Co. KG, München.

Covergestaltung: ZERO Werbeagentur, München
Coverabbildung: FinePic®, München
Layout und Satz: Sandra Hacke
Druck und Bindung: CPI books GmbH, Leck
ISBN 978-3-426-65748-5

8 10 12 11 9

Dieses Buch widme ich unseren Enkelkindern
Sarah, Lukas, Sky, Levke, Hannah und Lila
als kostbares Gut für eine bessere Medizin.

Die in diesem Buch vorgestellten Informationen und Empfehlungen sind nach bestem Wissen und Gewissen geprüft. Dennoch übernehmen Autor und Verlag keinerlei Haftung für Schäden irgendwelcher Art, die sich direkt oder indirekt aus dem Gebrauch der hier beschriebenen Anwendungen ergeben. Auch soll weder dem Therapeuten noch dem Patienten eine »Garantie« einer Heilung in jedem Fall bzw. in allen Fällen suggeriert werden.
Bitte nehmen Sie im Zweifelsfall bzw. bei ernsthaften Beschwerden immer professionelle Diagnose und Therapie durch ärztliche oder naturheilkundliche Hilfe in Anspruch.

Abkürzungen und Mengenangaben

EL = Esslöffel
TL = Teelöffel
LG = Likörglas (2 cl)
1 Tasse (100 ml)
Msp. = Messerspitze

Inhalt

Vorwort

Hildegard von Bingen – die Heilige für Gesundheit, Wohlergehen und ein glückliches Leben

Plötzlich ging alles sehr schnell. Im Mai 2012 wurde die Prophetin Hildegard von Bingen von Papst Benedikt XVI. offiziell heiliggesprochen und bereits am 7. Oktober des gleichen Jahres zur Doktorin der Weltkirche »doctora ecclesiastica universalis« ernannt – die höchste Auszeichnung, die ein Mensch auf dieser Erde erlangen kann. Diese Auszeichnung übersteigt sämtliche weltlichen Ehrungen, sei es der Nobelpreis oder die Anerkennung als Weltkulturerbe.

Wir verdanken der hl. Hildegard einen Arzneimittelschatz von über 2000 Naturheilmitteln, die bisher in der medizinischen Fachwelt keine Beachtung fanden. Darunter optimale Lebensmittel wie Dinkel, der Magen-Darm-Krankheiten ausheilt und das Krebswachstum zum Stillstand bringen kann, oder Edelkastanien, die die Nervenregeneration unterstützen, um Demenz und Alzheimer zu verhüten.

Lebensrettend ist die Entdeckung von Galgant zur Verhütung von Herzinfarkt, Schlaganfall und Hörsturz. Hervorragend ist die Wirkung von Wasserlinsen-Elixier zur Verhütung von Krebs und als Tumorrezidiv-Prophylaxe. Und die Bärwurz-Kur ist ein Durchbruch bei der Behandlung von über 20 000 Autoaggressionskrankheiten.

Das Gesamtwerk der hl. Hildegard

Ihre Doktorarbeit, den Wiesbadener Riesencodex, hatte sie bereits vor 800 Jahren geschrieben. Doch fehlen darin die medizinisch-naturwissenschaftlichen Werke, sie sind nach Hildegards Tod zum ersten Heiligsprechungsversuch nach Rom geschickt worden und seitdem »verschollen«.

Eine Abschrift ihres medizinischen Lehrbuches *Causae et Curae* aus dem Jahr 1233 ist uns dennoch erhalten, sie ist die Grundlage der klassischen Hildegard-Heilkunde. Vom Heilmittelbuch *Physika* bestehen mehrere Abschriften. Das beste Exemplar – die *Florentiner Physica* – wurde erst 1983 entdeckt und 2010 von De Gruyter, Berlin, herausgegeben.

Aus beiden Werken wurden die wichtigsten Methoden und Heilmittel exklusiv für diese Naturapotheke ausgewählt und mit dem heutigen Stand der wissenschaftlichen Pflanzenheilkunde (*Hagers Enzyklopädie der Arzneistoffe und Drogen*, 18 Bände, Wissenschaftliche Verlagsgesellschaft Stuttgart 2007, sowie Max Wichtls *Teedrogen*) verglichen. Dabei zeigt sich, dass das große medizinische Wissen der hl. Hildegard den meisten Konzepten der heutigen Schulmedizin überlegen ist, weil sie Heilungsmöglichkeiten aufzeigt, die bisher unmöglich waren.

Hildegard Heilkunde ist Prävention

Hand aufs Herz, wer möchte heute schon krank werden, wer wünscht sich einen Herzinfarkt, einen Schlaganfall, Rheuma, Diabetes oder Krebs?

Dabei könnten in Übereinstimmung mit wissenschaftlichen Studien die meisten Krankheiten durch die richtige Ernährung mit Vollkorn, Obst und Gemüse sowie geringen Mengen Fleisch und Milchprodukten verhütet werden: Stellen Sie sich vor: 80 Prozent weniger Krebs, weniger Herzkrankheiten, weniger Schlaganfälle, Diabetes, weniger Demenz, weniger Osteoporose und sonstige Autoaggressionskrankheiten. Nach und nach würde sich das heutige Krankensystem unter Einsparung ungeheurer Kosten in ein Gesundheitssystem transformieren.

Alle diese Autoaggressionskrankheiten sind bis heute schulmedizinisch unheilbar, aber durch eine gute Hildegard-Ernährung und einen liebevollen Lebensstil kann man 80 Prozent dieser Plagen verhüten!

Dennoch sieht die Realität anders aus:

Fast jeder zweite Deutsche stirbt an Herzschwäche, jeder vierte Deutsche an Krebs (218 889 pro Jahr).

Jeder siebte Deutsche stirbt an der vorschriftsmäßigen Einnahme von chemischen Medikamenten im Krankenhaus, ca. 58 000 Patienten pro Jahr. Damit rangiert der Pharmatod bereits auf Platz 3 aller Todesursachen hinter Herz-Kreislauf-Krankheiten und Krebs.

Wissenschaftliche Studien beweisen, dass die Patienten gesund werden, wenn sie keine chemischen Arzneimittel mehr nehmen. Bei Patienten mit fortgeschrittener chronischer Niereninsuffizienz verbesserten sich die Nierenwerte, nachdem Blutdrucksenker wie ACE-Hemmer oder AT-Blocker abgesetzt wurden.

Viele chemische Medikamente lösen grauenhafte Krankheiten aus, die man eigentlich verhüten wollte. Dazu zählen u. a. die Chemotherapie, Antibiotika, Cortison, Schmerzmittel oder Blutverdünner wie ASS oder Pradaxa®, das gerade wegen zahlreicher Todesfälle in den USA aus dem Verkehr gezogen werden musste. Hierzulande darf das gleiche Präparat weiterhin verordnet werden, weil es in Deutschland bisher noch keine Sammelklagen gibt.

Galgant und Stressabbau statt Aspirin® zur Verhütung von Herzkrankheiten

Die Schulmedizin rühmt sich damit, dass ihre Arzneimittel »evidence-based« seien, also auf Beweisen beruhen, die durch klinische Doppelblindstudien belegt sind.
Aber wie steht es mit dem über 100 Jahre alten Aspirin (Acetylsalicylsäure, ASS), das heute standardmäßig zur Verhütung von Herz-Kreislauf-Krankheiten weltweit eingesetzt wird? Neue Studien beweisen, dass ASS vielmehr lebensgefährliche Nebenwirkungen hat: Vaskulitis, Entzündung der Blutgefäße mit Schlaganfall- und Herzinfarktgefahr, unkontrollierte Blutungen im Magen und Darm, Magen- und Darmgeschwüre, Divertikulitis und vieles andere mehr.
In einer Studie von Dr. J. Cleland von der Hull University in England mit über 100 000 Patienten mit hohem Herz-Kreislauf-Risiko zeigte sich, dass Aspirin vollkommen nutzlos ist, weil seine Thrombozyten-Hemmungsrate viel zu gering ist. Patienten mit Herzinfarkt leben nicht länger mit Aspirin als ohne. Aspirin-Patienten haben keinen Nutzen, sondern erleiden viel öfter schwerstes Herzversagen als Patienten ohne Aspirin.
In einer Harvard-Studie mit 40 000 Frauen zeigte sich, dass Aspirin weder die Herzinfarkt- noch die Todesrate senkt.

In einer Studie von 2009 mit Diabetikern zeigt sich, dass Aspirin die Blutungsneigung verstärkt, wobei Blutungen ins Auge zu Blindheit führen können.
Warum ein Risiko eingehen, wenn es mit Hildegard-Heilmitteln auch ohne Nebenwirkung besser geht?

Erhielt die hl. Hildegard ihr Wissen durch Visionen?

Hildegard gibt darauf eine ganz klare Antwort: »Ich erfahre diese Dinge nicht im Traum, nicht in der Ekstase, sondern wachend bei Tag und bei Nacht.«
In ihrem letzten Visionswerk über die göttlichen Werke, *Liber Divinorum Operum,* schreibt sie: »Die Schöpfung ist voller Heilkräfte, die niemand wissen kann, wenn sie nicht von Gott geoffenbart werden.« Hildegard hat ihre Erkenntnisse aus der Weisheit Gottes, was man von der modernen Medizin nicht unbedingt sagen kann.
Deshalb übersteigen auch ihre visionären Vorstellungen alles bisher Dagewesene. Hildegard erfährt in ihren Visionen mehr, als wir wissen. So wie Albert Einstein bestätigt: »Was wirklich zählt, ist Intuition.«
In der westlichen Welt ist diese Art der Wissensquelle durch die Aufklärung verlorengegangen. Unser Durchschnittswissen ist heute kurzlebig und vorübergehend, während das Hildegard-Wissen nie veraltet und für alle Zeiten gültig ist, weil es aus der Weisheit Gottes kommt. Dazu schreibt wieder Albert Einstein: »… das Schöne, was wir erfahren können, ist das Mysteriöse – die Quelle aller wahren Kunst und Wissenschaft.«
Der spirituelle Reichtum bleibt dem Verstand verschlossen.

René Descartes gab sich mit seinem Halbwissen zufrieden: »Ich denke, also bin ich« – und genau da sind die Scheuklappen, die uns die Sicht für das Ganze nehmen, die uns blind machen für die Größe und Schönheit des Menschen. Mit unserem Verstand sind wir Riesen geworden und haben gigantische Fortschritte auf den Gebieten der Technik und Naturwissenschaft erreicht.

Im geistig-spirituell-seelischen Bereich sind wir aber behinderte Zwerge geworden, die mit ihrem Halbwissen und ihrer Geldgier die ganze Welt destabilisieren und in eine chaotische Krise stürzen: auf allen Gebieten wie der Politik, den Finanzen, dem Gesundheitssystem, dem Bildungssystem und sogar in der Kindererziehung.

Hildegard sieht das Ganze, sie kennt die universalen Zusammenhänge und das kosmische Netz, mit dem wir alle miteinander verbunden sind. Sie ist die Antwort für die Krise des 3. Jahrtausends. Sie beschäftigte sich mit den Kernfragen der Menschheit: Wo gehe ich hin, wo komme ich her, was ist der Sinn meines Lebens?

»Was wäre, wenn Hildegard nicht gelebt hätte?«, fragt der amerikanische Filmemacher Michael Conti in seinem neuen Film *Hildegard – die revolutionäre Heilige.*

Wahre Wissenschaft kommt immer von Gott.

Das wusste auch Hildegard, und deshalb hat sie ihren Geist mit diesem universellen Gottesgeist verbunden. Dadurch erreichte sie, wie auch Albert Einstein über seine Visionen schreibt, »eine Intelligenz von solcher Erhabenheit, dass damit das gesamte menschliche Denken und Handeln ein unbedeutender Abglanz wird.«

Hildegards Hauptanliegen war, das Geheime, das Verborgene zu offenbaren, zu entschlüsseln und die Wege zum Heil und zur Heilung für die ganze Menschheit aufzuzeigen. Hildegard ohne ihre Heilkunde ist Fragment.
Sie spürte eine soziale Verpflichtung zur Verkündigung, sie musste das Heilwissen an die Menschheit weitergeben.

Drei Beispiele können demonstrieren, wie mit der Hildegard-Heilkunst außergewöhnliche Erfolge für sogenannte hoffnungslose Fälle möglich werden, für die es schulmedizinisch keine Heilung mehr gab.

1. Die Bärwurz-Kur – ein Durchbruch zur Heilung der »Unheilbarkeit«

Der Darm mit seiner Flora ist die Zielscheibe sämtlicher geistig-seelischen Konflikte. Wut, Zorn, Trauer, Verletzungen und Gemeinheiten zerstören die Verdauungsbakterien und die Darmschleimhaut viel mehr als eine schlechte Ernährung, Antibiotika, Cortison oder die Chemotherapie.
Die WHO hat die Stressoren zum größten Krankheitsrisiko erklärt, 70 Prozent aller Krankheiten sind stressbedingt. Zielorgan ist immer der Darm.
Hildegard nennt 35 psychosoziale Risikofaktoren, von der Gier nach materiellem Reichtum bis zum Weltschmerz. Diese Risikofaktoren können die Darmwand entzünden und porös machen (Leaky-Gut-Syndrom), wodurch die Darmbakterien, Viren, Allergene und Speisereste ins Blut geraten und eine Sepsis auszulösen. Der Körper hat gar keine andere Wahl, entweder in drei Tagen an Sepsis zu sterben oder mit seinem kör-

pereigenen Abwehrsystem einen Angriff auf die nun feindlichen Eindringlinge zu starten. Es stehen ihm über hundert Abwehrwaffen zur Verfügung, um die Aggressoren anzugreifen und zu vernichten. Diese scharfen Geschütze befinden sich nun aber im Blut, das sämtliche Körperzellen versorgt, und es gibt kaum eine Körperzelle, die nicht autoaggressiv vom eigenen Abwehrsystem angegriffen, entzündet und zerstört werden kann.

Der Schaden ist gewaltig, es gibt über 20 000 Autoaggressionskrankheiten, je nachdem, welche Organe angegriffen werden. So entstehen Krebs, Herzinfarkt, Schlaganfall, Parkinson, MS, ALS, Demenz und Alzheimer genauso wie Arthritis, Polyarthritis oder Neurodermitis. Sämtliche Organe können angegriffen werden. Die Krankheitsnamen enden alle auf „-itis“: Sinusitis, Gastritis, Colitis, Hepatitis, Nephritis und viele andere mehr. Alles beginnt zunächst mit einer Entzündung.

Die Schulmedizin begnügt sich, tragischerweise, nur mit der Behandlung der offensichtlichen Schäden. Die Organe werden operiert, bestrahlt, chemotherapiert. Cortison, Antibiotika, Immunsuppressiva und Schmerzmittel, meistens Säuren, zerstören wiederum die Schleimhäute und die Darmflora. Der Darm sieht aus wie eine Mondlandschaft, und die Krankheiten werden chronisch, d. h. »unheilbar«, weil die auslösenden seelisch-geistigen Risikofaktoren nicht beseitigt worden sind.

Für die Schulmedizin sind die Zusammenhänge von Psyche, Darm und Abwehrsystem vollkommen unbekannt, sonst würde sie nicht zu den falschen Waffen greifen, wodurch

80 Prozent aller Autoaggressionskrankheiten auch noch unheilbar werden.

Im Gegensatz dazu werden in der Hildegard-Heilkunde die Autoaggressionskrankheiten immer ganzheitlich behandelt. Als Erstes werden die psychosozialen Ursachen, die häufig Auslöser von Krankheiten sind, gesucht und nach der Hildegard-Psychosomatik in seelische Heilkräfte transformiert. Danach beginnt die Schadensfeststellung mit Hilfe einer Analyse der Darmflora. Erst nach der genauen Diagnose beginnt die Darmsanierung, die Wiederherstellung der Darmflora durch Probiotika und die Sanierung des Darmmilieu-Schadens durch die Dinkelkost als bestes Präbiotikum.
Die erfolgreichste Darmreinigung erfolgt mit der Bärwurz-Kur. Hildegard nennt sie das Gold unter ihren Heilmitteln, es vertreibt die Migräne, reinigt alle schlechten Säfte und den Darm von seinem Schimmel«.
Inzwischen haben wir schon mehr als 20 000 Darmsanierungen mit der Bärwurz-Kur durchgeführt. Die Erfolgsrate beträgt nach Auskunft des mikrobiologischen Instituts von Dr. Rüdiger Pohl in Bad Saarow nahezu 90 Prozent. Herrn Dr. Rüdiger Pohl sei an dieser Stelle für die gute Zusammenarbeit herzlichst gedankt.
Nach erfolgreicher Darmsanierung kommen die entsprechenden Heilmittel aus der Naturapotheke gezielt zum Einsatz.
Mit der Bärwurz-Kur begann die Heilung des Goldmedaillensiegers Matthias Mayer von seiner reaktiven Arthritis. Im Jahr von Hildegards Heiligsprechung, 2012, erkrankte der

21-jährige Skirennläufer Matthias Mayer schwer an einer reaktiven Arthritis mit starken Schmerzen, Fieber und 15 kg Gewichtsverlust! Für die Schulmedizin war Matthias nach der Behandlung mit Cortison, Schmerztabletten und dem Basistherapeutikum Methotrexat austherapiert. Nach einigen erfolglosen und gefährlichen Arthroskopien kam er nur knapp an einer Versteifung der Gelenke vorbei. Nach einer dreiwöchigen Behandlung verließ er das Krankenhaus und landete im Rollstuhl. So geriet er in ein unvorstellbares Abhängigkeitsverhältnis, das Spitzensport unmöglich gemacht hatte. Aber Matthias gab nicht auf, er begab sich in die häusliche Pflege. Mit Dinkel ist er dank seiner Mutter ohnehin schon aufgewachsen. Seine behandelnde Hildegard-Ärztin Frau Dr. Andrea Unger verordnet als erste Maßnahme die Bärwurz-Kur zur Darmsanierung.

Darauf folgten Aderlass, Schröpftherapie und ein Pulver aus Hirschzungenfarn gegen Unfallkopfschmerzen. Nach der Hildegard-Gold-Kur verschwanden die Rheumaschmerzen, er konnte wieder selbständig gehen, und nach einem halben Jahr »Auszeit« für Körper, Geist und Seele gewann er die Goldmedaille in der Königsdisziplin des alpinen Rennsports. Hier hat die Hildegard-Heilkunst ein Wunder bewirkt, das nach menschlichen Vorstellungen unmöglich war. Dazu schrieb seine Mutter: »Die Medizin der heiligen Hildegard, die teilweise so einfach und natürlich ist, verdient diese klare Botschaft: Der Mensch muss zu einem mündigen Patienten wachsen und in der Einheit mit der Schöpfung sowie in Demut leben, damit durch Gottes Eingreifen nach den Gesetzen der Natur die Heilung des Unheilbaren ablaufen kann.«

2. Die Heilkraft der Schafgarbe bei Wundheilungsstörungen

Mit dem weltberühmten Kardiologen Prof. Michael Ellis DeBakey, M.D., kam die Hildegard-Heilkunde nach Amerika. Der 99-jährige Pionier der Bypass-Chirurgie hatte mich als Dank für seine Heilung ins Baylor College of Medicine nach Houston, Texas, eingeladen, um vor seinem gesamten Team einen Vortrag über die Hildegard-Heilkunde zu halten. Prof. DeBakey war sehr beeindruckt, er fand die Hildegard-Medizin »very remarkable«, war er doch selbst nach zwei Jahren Krankenhausaufenthalt endlich durch sie geheilt worden.

Nach einer Aortenaneurysma-Operation wollte die Operationswunde bei dem damals 97-Jährigen wegen einer Infektion mit multiresistenten Hospitalkeimen nicht mehr heilen. Nachdem sämtliche Antibiotika der Welt keinen Erfolg zeitigten, lag er im Sterben; aus seinem Darm kamen nur noch Wasser und Blut. Nach zwei Wochen Dinkelkost war der Stuhlgang wieder normal, aber die Wunde immer noch offen. Jetzt wurden sterile Teebeutel mit Schafgarbe auf die vereiterte Wunde gelegt, und nach 10 Tagen war die Wunde vollkommen verschlossen. Während der ganzen Behandlungszeit stärkte der große Herzchirurg, der über 70 000 Herzoperationen durchgeführt hatte, sein eigenes Herz mit Galgant. Über zwei Wochen durfte ich mit ihm in seinem Haus Gespräche über Gott und die Welt führen, und er und seine Frau hatten große Pläne über die Ausbreitung der Hildegard-Heilkunde in Amerika, aber er starb kurz vor seinem 100. Geburtstag, drei Tage nach einer medizinisch strittigen Prostataoperation. Seine Heilungserfolge mit der Hildegard-Heilkunde hat er wie folgt zusammengefasst:

»Vor acht Monaten waren Sie für mich sehr hilfreich, weil Sie mir medizinische Hilfe für einige schwere, langanhaltende Probleme gaben. Ich litt unter Wundheilungsschwierigkeiten durch eine resistente »Hospitali Infektion mit Streptokokken«, die zwei Jahre lang ohne Erfolg mit Antibiotika behandelt wurde. Die Wunde schloss sich, ging aber immer wieder auf. Schließlich behandelten wir die infizierte Wunde eine Woche lang mit Schafgarben-Kompressen, und die Wunde heilte in dieser Woche vollständig aus. Sehr bemerkenswert, die Behandlung kostete nur sechs Dollar!«

Die Infektion war nahezu zwei Jahre erfolglos mit Antibiotika behandelt worden, wodurch als Folgeproblem schwerer Durchfall ausgelöst wurde. Mit Dinkel-Habermus und Acidophilus-haltigem Joghurt verschwand der Durchfall innerhalb von zwei Wochen, während die Behandlung mit Kaopectate erfolglos blieb.

Ich habe auch Ihren Rat befolgt, Galgant dreimal täglich nach meinen Mahlzeiten einzunehmen. Galgant hat zur raschen und vollständigen Wiederherstellung meiner Gesundheit signifikant beigetragen, ganz zu meiner und zur Überraschung meiner Kollegen.«

3. Kleine Herz-Kur mit Galgant und Petersilien-Elixier
Große Herz-Kur mit Griechenklee-Pillen, Fenchel-Trank und Griechenklee-Mischpulver
Bärwurz-Kur und Jaspis gegen Herzschwäche und Herzrhythmusstörungen nach Schlaganfall und Herzinfarkt

Stress, und besonders der heutige Dauerstress, ist wie Gift und kann nicht nur das Gehirn und seine Funktionen, sondern vor allem auch das Herz und die Herzfunktion beeinträchtigen. Angetrieben wird das Zerstörungswerk durch die Stresshormone Adrenalin und Cortison sowie die freien Sauerstoffradikale, die Tag und Nacht sämtliche Körperzellen zerstören und vernichten können. Die Neurobiologie und Stressforschung bestätigen heute diese Hildegardschen Kernaussagen über die psychosozialen Einflüsse auf unsere Gesundheit. Jedes Organ, ganz besonders das Herz, ist der autoaggressiven Zerstörung durch Stress ausgeliefert.

Viele Menschen haben heute keine Ahnung mehr, wie sehr unser Herz mit den Kräften des Universums und mit den Kräften des Himmels verbunden ist. Aus Mangel an Spiritualität versuchen viele Menschen heute vergeblich, ihr Herz ohne diese spirituellen Kräfte mit chemischen Arzneimitteln, mechanischen Stents, Bypass-Operation oder Schrittmacher zu kurieren. Kein Wunder, dass Herzversagen die Killerkrankheit Nr. 1 bei den meisten Menschen in der westlichen Welt geworden ist. Aber es geht auch anders. Hier ist der dritte Hinweis auf die wunderbaren Erfolge mit der Hildegard-Heilkunde am Beispiel einer 50-jährigen Patientin, der dadurch eine Herztransplantation erspart blieb.

»Im Frühsommer war ich bei Ihnen zur Konsultation wegen Herzschwäche nach meinem Herzinfarkt und Schlaganfall. Diese lebensgefährlichen Zustände waren die Folge einer vorangegangenen Hormonbehandlung, die bei mir mit 40 Jahren begleitend zu vier erfolglosen künstlichen Infertilisationen durchgeführt wurde.

Die Schulmedizin hatte mich aus der Klinik entlassen mit vier verschiedenen Medikamenten, die alle ebenfalls Schlaganfall und Herzinfarkt, Nierenversagen und unkontrollierte Blutungen auslösen können: Simvastatin, ACE-Hemmer, Betablocker und Blutverdünner (Thrombo-ASS). Darüber hinaus bekam ich die Empfehlung, mich auf die Liste zur Herztransplantation setzen zu lassen, wegen der Herzschwäche von nur noch 10 Prozent Kapazität!

Ich begann mit der Essensumstellung auf Hildegard-Dinkelkost.

Zur Herzstärkung nahm ich 3-mal täglich Galgant-Tabletten mit jeweils 1 LG Petersilien-Elixier.

Zusätzlich nahm ich bei Herzschmerzen weitere Galgant-Tabletten.

Noch war ich sehr schwach, ein Spaziergang unmöglich. Ich hatte laufend starke Herzschmerzen sowie Schmerzen im rechten Arm und in der Schulter. Deshalb legte ich, sobald ich Schmerzen hatte, auch die Jaspisscheibe auf.

Mit Einverständnis meines Hausarztes setzte ich behutsam alle Medikamente ab. Ich wagte etwas Gartenarbeit und kurze Spaziergänge von fünf bis zehn Minuten in der Ebene. Der Appetit war schon besser, der Schlaf im Gegensatz zu vor dem Schlaganfall tief und ruhig.

Zu Mittag schlief ich täglich eine Stunde und sorgte für mindestens acht Stunden Nachtschlaf.

Im Juli ließ ich den Hildegard-Aderlass durchführen, ruhte danach drei Tage und fastete.

Kurz nach dem Aderlass waren schon längere Spaziergänge möglich. Ich wagte auch schon allein zu gehen, bis zu einer

halben Stunde. Die Herzschmerzen verringerten sich. Nach weiteren drei Monaten konnte ich die Dauer der Spaziergänge täglich und kontinuierlich steigern.
Mitte Oktober ließ ich das Herz bei einem führenden Kardiologen in Kärnten testen. Er überprüfte die Herzkapazität, die sich durch die Hildegard-Heilmittel von 10 auf 40 Prozent verbessert hatte! Was für eine Freude! Ich hatte die schulmedizinische Bestätigung, dass der Weg richtig war.
Heute, Ende Oktober schlafe ich bestens. Der Appetit ist wieder da. Ich gehe täglich 1–2 Stunden in raschem Schritt. Die Hildegard-Ernährung ist für mich zur Normalkost geworden. Rohkost habe ich abgesetzt.
Ich habe offensichtlich wieder mehr Kraft, kann etwas beruflich arbeiten. Ich bin selbständig mit einer im letzten Jahr gegründeten Werbeagentur und kümmere mich wieder um den Haushalt, ich kann sogar wieder in meinem Kräutergarten tätig sein.
Ich sehe optimistisch in die Zukunft. Der nächste Termin beim Kardiologen ist für Jänner angesetzt. Ich bin überzeugt, dann sind meine Werte noch besser!«

Ausblick

Wer sich ernsthaft mit der Hildegard-Heilkunde beschäftigt, wird Heilungen erleben, die mit der normalen Schulmedizin nicht möglich sind:
Nach dem Aderlass normalisieren sich innerhalb von kürzester Zeit u.a. der Bluthochdruck, der Cholesterin- und der Blutzuckerspiegel. Mit Galgant kommt ein Angina-Pectoris-Anfall innerhalb von wenigen Minuten zum Stillstand.

Durch das Wasserlinsen-Elixier verbessern sich innerhalb einer Woche die Abwehrkräfte, mit Dinkel heilen Magen-Darm-Krankheiten wieder aus.
Kein Zufall und auch kein finsteres Mittelalter, sondern nach den Gesetzen der Natur! Nicht nur bei einem, sondern bei Tausenden Patienten.
Hildegards Psychosomatik stellt eine vollständige Verhaltenstherapie dar, und zwar die vollständigste, die man sich vorstellen kann. Keine der modernen Psychotherapien reicht auch nur annähernd an Hildegards Ganzheitlichkeit heran.
Für Hildegard ist der menschliche Körper ein Tempel, in dem das „Göttliche" wohnt. Für diesen Tempel ist das Beste gerade gut genug: optimale Lebensmittel, Heilmittel „von Gott empfohlen" und 35 seelische Heilkräfte von der Liebe bis zur Lebensfreude. Damit wird die Hildegard-Heilkunde zum Meisterwerk christlicher Heilkunst – der einzigen christlichen Heilkunst weltweit.
»Wenn die Ärzte, Heilpraktiker und Patienten wüssten«, schreibt der Nationalökonom Leo Nefiodow, »wie gut die Hildegard-Heilkunde heilt, würden sie scharenweise die Hildegard-Heilkunde übernehmen.«
Ich wünsche Ihnen, dass Sie mit der Hildegard-Heilkunde gesund und glücklich bleiben.

Dr. Wighard Strehlow
Allensbach am Bodensee
Im Juni 2014

Die Heilmittel von A bis Z

Akeleiblätter-Tinktur

Succus Aquilegia vulgaris L.

Inhaltsstoffe:

Akelei-Frischpflanze, in Alkohol konserviert nach Vorschrift 3a HAB, enthält 58 Vol.-% Alkohol.

Indikation:

1. Reinigung des Lymphsystems, Lymphdrüsenschwellung, Pfeiffersches Drüsenfieber mit Fieber und geschwollenen Lymphknoten; bei Epstein-Barr-Virus.
2. Halsdrüsenschwellung, Polypen mit vergrößerten Rachen- bzw. Gaumenmandeln, Polypen in den Nebenhöhlen.

Anwendung:

Bei Indikationen unter 1: 3 × täglich 10 Tropfen vor dem Essen, bis Besserung eintritt.
Bei Indikationen unter 2: 1 × täglich 1 TL (30 Tropfen) mit 1 EL Wein vermischt. Kinder 1 TL mit ½ EL Wein und ½ EL Wasser vermischt vor dem Schlafengehen.

In allen Fällen noch gut als Ergänzung:

Akelei-Honig: 30 ml Akelei-Tinktur mit 100 g Honig mischen, mehrmals täglich ½ TL einnehmen.
Die Akelei-Kur ist in der hier beschriebenen Dosierung vollkommen ungefährlich.

Aus der wissenschaftlichen Pflanzenheilkunde:

Wenn es nur noch eines Beweises für den visionären Ursprung der Hildegard-Heilkunde bräuchte, dann diesen, dass Hildegard in ihrem medizinischen Lehrbuch *Die Ursachen und Behandlungen von Krankheiten* ganz gefährliche winzige Lebewesen, »pediculi«, beschreibt, die in der Lage sind, Krebs auszulösen. Heute ist es eine Tatsache, dass 98 Prozent der Bevölkerung Träger des Epstein-Barr-Virus (EB) sind, das für die Entstehung von Krebs und vielen anderen Autoaggressionskrankheiten verantwortlich gemacht wird. Genau für diese EB-Virus-Infektion mit Lymphdrüsenschwellung und Virusfieber ist die Akelei-Kur geeignet.

Für die Behandlung von EB-Virus-Infektionen ist der Arzt zuständig. Auf keinen Fall sollte man die geschwollenen Lymphknoten herausschneiden, weil durch diesen Eingriff das Lymphsystem zerstört wird und eine natürliche Beseitigung von Viren und Toxinen nicht mehr möglich ist. Der geschwollene Lymphknoten ist meistens ein natürlicher und notwendiger Versuch des Körpers, mit der Virusinfektion fertigzuwerden. Unterstützend sollten die geschwollenen Lymphknoten immer mit Veilchen-Creme (s. d.) ausmassiert werden, damit die Lymphe abfließen kann.

Eigene Zubereitung:

50 g Akeleiblätter vor der Blüte mit 100 ml Primasprit mischen. Die Mischung 8 Tage draußen in die Sonne stellen, nachts hereinstellen, morgens wieder in die Sonne. Danach abfiltrieren.

Amethyst-Stein

Lapis Amethyst

Indikation:

Gesichtsflecken, Altersflecken, Schwellungen, Hämatome, Zysten, Überbeine, Bindegewebsknoten, Insektenstiche.

Anwendung:

Amethyst mit dem eigenen Speichel befeuchten und die entsprechenden Stellen damit bestreichen. Mehrmals täglich wiederholen, bis sie verschwinden.

Zusatzhinweis:

Bei Gesichts- und Altersflecken täglich mit Amethystwasser waschen. Das Wasser kann man sich leicht selbst herstellen, indem man Wasser kocht und einen Amethyst in einem Sieb so über das Kochwasser hängt, dass das Kondenswasser zurücktropft. Anschließend den Stein in das Wasser legen und liegen lassen. Mit dem so aktivierten Wasser das Gesicht befeuchten.

Aus der Wissenschaft:

Der Grund für die Heilkraft der Edelsteine liegt eindeutig an der Strahlennatur der Kristalle. Spätestens durch die Quantenphysik weiß man, dass jede Materie auch eine Strahlennatur hat, die auf alle anderen Körper einen Einfluss ausübt. Die Edelsteine besitzen wegen ihres atomaren Aufbaus alle ein Kristallgitter, auf dem auf ganz bestimmten Stellen in ganz bestimmten Abständen jeweils ein Atom schwingt. Amethyst besteht z. B. aus Siliziumdioxid mit Mangan als Störatom im Gitter. Auf seinem Kristallgitter wechseln sich Silizium- und Sauerstoffatome ab und geben eine Gitterschwingung ab.

Der englische Physiker Sir William Henry Bragg und sein Sohn konnten die Kristallgitter sichtbar machen und auf Fotopapier aufnehmen, indem sie die Kristalle mit Röntgenstrahlen »fotografierten«. Für diese bahnbrechenden Erkenntnisse erhielten sie beide 1915 den Physik-Nobelpreis.

Nach Angaben des Schweizer Biophysikers Walter Stark liegt die Gitterschwingungsenergie im Biofrequenzbereich unserer Körperzellen. Alle unsere Körperzellen stehen ständig untereinander durch diese Energie miteinander in Verbindung und tauschen Informationen aus. Bei 10 Milliarden Körperzellen sind das 10 Milliarden Informationen in der Sekunde, eine Leistung, die selbst die besten Computer noch nicht erbringen können. Die Edelsteine helfen aufgrund ihrer konstanten Gitterschwingung Störungen zu beseitigen.

Andorn-Königskerzen-Mischpulver

Herba Marrubii pulvis comp.

Inhaltsstoffe:

Andorn, Fenchel, Dill, Königskerze.

Indikation:

Das wirksamste Grippeelixier, wenn es einen »voll erwischt« hat mit Schnupfen, Husten, Heiserkeit. Speziell der Andorn ist bei akuter und chronischer Bronchitis, Keuchhusten und hartnäckigen Hustenattacken, Asthma und tuberkulösen Lungenkatarrhen wirksam und sorgt für das Abhusten des zähen Schleims.

Zubereitung:

3 EL Kräuter in 1 l Wein 3–4 Min. kochen lassen, absieben und evtl. etwas Honig hinzufügen. Möglichst heiß trinken, daher am besten in der Thermoskanne aufbewahren.

Anwendung:

3–7 Tage lang alle 2–3 Std. über den Tag verteilt ½ Tasse trinken.

Aus der wissenschaftlichen Pflanzenheilkunde:

Andorn, lat. *Marrubium vulgare* L., ist eine starke Bitterpflanze mit hohem Bitterwert: Sie ist in einer Verdünnung von 1:3000 noch deutlich zu schmecken! Daraus bezieht der Andorn auch seine Kraft, die Schleimhäute zur Sekretion zu bringen und das Abhusten zu erleichtern, die Magensaftproduktion anzuregen und die Galleproduktion zu steigern. Zusätzlich enthält Andorn ätherische Öle, die eine antibakterielle und antivirale Wirkung ausüben. Zahlreiche Bioflavonoide können als Antioxidantien die autoaggressiven Sauerstoffradikale beseitigen.

Eigene Zubereitung Kräutermischung:

10 g Andorn
30 g Fenchel
30 g Dill
30 g Königskerze

A

Aronstab-Elixier

Decoctum Ari Rhizoma

Inhaltsstoffe:

Aronstabwurzeln, Wein.

Indikation:

Depressionen, depressive Verstimmung, Schwermut, echte Melancholie (Melancholia gravis acuta), Nervosität; klimakterische Beschwerden, Schweißausbrüche, Hitzewallungen, Stimmungsschwankungen; zur Nervenstärkung bei Stress und psychosomatischen Beschwerden.

Anwendung:

Bei leichteren Fällen 1–2 × täglich 1–2 LG auf unbestimmte Zeit. Bei schweren Fällen trinken Sie 4 Wochen lang mehrmals täglich 1 LG bis ½ Tasse.

Aus der wissenschaftlichen Pflanzenheilkunde:

Aus Angst vor der angeblichen Giftigkeit wird Aronstab in der herkömmlichen Pflanzenheilkunde kaum angewendet. Giftig sind aber nur die roten Beeren und Blätter, die auch zu Hautreizungen führen können. Die Giftigkeit der Beeren hat der Aronstab mit den alkaloidhaltigen Beeren der Kartoffel gemeinsam. Im Gegensatz dazu sind die Aronstabwurzeln völlig ungefährlich, wenn man sie in Wein abkocht. Durch das Kochen werden sie (wie auch die Kartoffeln) ungiftig.

Prof. Hugo Schulz, der berühmte Arzt und Botanikprofessor in Greifswald, der auch das Hildegard-Lehrbuch *Causae et Curae* als Erster ins Deutsche übersetzte (1933), hat in seinen Vorlesungen über *Wirkung und Anwendung der deutschen Heilpflanzen* (Leipzig, 1919) ausführlich über den Aronstab berichtet:

»... Im frischem Zustand enthält die Wurzel eine auch in den Blättern vorhandene, stark hautreizende Substanz, die sich nach dem Trocknen höchstens nur noch in Spuren vorfindet. Diese Substanz – früher als Aronin bezeichnet – hat infolge ihrer scharf reizenden Wirkung auf die Magen- und Darmschleimhaut hier und da zu Vergiftungen nach dem Genuss der frischen Wurzel geführt. Aus diesem Verhalten erklärt es sich, weshalb die früher beliebte Anwendung des Aronstabs zu Heilzwecken heute ganz vergessen ist.

Aronstab ist vollkommen ungiftig, wenn die frische, im Frühjahr oder nach der Fruchtreife gesammelte Wurzel sofort zu einer Tinktur verarbeitet wird. Die Versuche an gesunden Menschen mit derartig bereiteter Tinktur haben eine ganze Reihe von Symptomen ergeben, die ihren Nutzen gegen gewisse Krankheitserscheinungen bewiesen haben.

Berücksichtigt man diese durch die Aronstabtinktur hervorgerufenen Befindensänderungen, so versteht man, dass die Ärzte schon in früheren Zeiten Erfolge mit dem frisch bereiteten Präparat erzielt hatten. Die Hauptanwendung fand der Aron bei veralteten Katarrhen der Respirationsschleimhäute, bei skorbutähnlichen Leiden des Zahnfleisches und bei brandigen Geschwüren. Selbstverständlich wird man,

wenn man die Tinktur einmal verwenden will, diese hinlänglich verdünnen müssen …«
Im Aronstab-Elixier geschieht diese »Verdünnung« ausgiebig. Die Wirkung des Mittels bei Melancholie entspricht den Symptomen dieser Krankheit, bei der die Schleimhäute wie ausgetrocknet sind und die Menstruation zum Versiegen kommt.
In meiner Praxis wird die Wurzel abgekocht, und wir haben in unserer jahrzehntelangen Erfahrung noch nie eine Giftigkeit gesehen, sondern damit vielmehr schwerste echte Melancholie kuriert.

Zusatzhinweis:

Aronstab steht unter Naturschutz. Für die Anwendung kommen nur die selbst angebauten Pflanzen in Frage.

Eigene Zubereitung:

12 g getrocknete Aronstabwurzeln zerkleinern bzw. pulverisieren, 5 Min. in 1 l Wein kochen. *Nicht* absieben, sondern gleich in Flaschen abfüllen.
Bei der Zubereitung aus frischen Aronstabwurzeln nimmt man ca. 9 Wurzeln (mind. 32 g), schneidet sie klein und kocht sie wie oben beschrieben.

Hildegard schreibt:

»Wer einen verschleimten Magen und Fieber hat, aus dem Schüttelfrost entstehen kann, koche die Aronstabwurzeln in warmem Wein, lasse abkühlen und erwärme den Wein erneut mit einem heißen Eisenstab. Danach trinke den Aronstab Wein warm. So verschwinden der Magenschleim und das Fieber, genauso als wenn Schnee durch Feuer geschmolzen wird. In wem die Melancholie wütet, wer immer ein finsteres Gemüt hat und traurig ist, der trinke oft (täglich) den warmen Aronstab-Wein, und die Melancholie und das Fieber verschwinden.«

Bachbungen-Tinktur

Succus Veronica beccabunga L.

Inhaltsstoffe:

Bachbungen-Frischpflanze, in Alkohol konserviert nach Vorschrift HAB 34, enthält 58 Vol.-% Alkohol.

Indikation:

Hämorrhoiden, Hämorrhoidalblutungen, Pfortaderstau, Krampfadern, fördert die Verdauung; beseitigt Abwehrschwäche und Darmentzündung.

Anwendung:

1 × täglich 20–40 Tropfen (1 TL) ins heiße Essen tun, bis Besserung eintritt.

Zusatzhinweis:

Die Bachbunge wächst in kleinen Bächen, sieht aus wie eine Sumpfdotterblume, blüht aber nicht gelb, sondern blau.

Die dickfleischigen Stiele und Blätter mit der Schere abschneiden, nicht die Wurzeln herausreißen. Waschen und wie folgt zubereiten: 1 Handvoll Frischpflanzen ohne Wurzeln wie Spinat mit Zwiebeln in Butter oder Kokosbutter andünsten.

B

Hildegard schreibt:

»Dünste die Bachbunge wie Spinat unter Beigabe von Butter oder (Kokos) Öl und so esse die Bachbunge so wie ein Abführmittel. Der Darm wird gereinigt, Hämorrhoiden gelöst und die Vicht (Präkanzerose) genommen.«

Bärwurz-Gewürzmischung

Radix Mei athamantici comp.

Inhaltsstoffe:

Bärwurzwurzel-, Galgantwurzel-, Süßholzwurzel-Pulver, Bohnenkraut.

Indikation:

Universalheilmittel zur Heilung von allen Autoaggressionskrankheiten; zur Darmreinigung, zur Darmsanierung bei zerstörter Darmflora, Darmpilz, Darmentzündung (Colitis ulcerosa), Morbus Crohn, bei porösem Darm (Leaky-Gut-Syndrom); Migräne.

Zubereitung des Bärwurz-Muses:

1,5 kg Birnen (etwa 8–10 Stück) schälen, schneiden, entkernen und in etwas Wasser weich kochen. Birnenwasser abschütten und Birnen pürieren. 200 g Honig dazugeben und mit 100 g Bärwurz-Gewürzmischung zu einem Mus vermischen. Die Gesamtmenge ist nicht so lange haltbar, daher in 3–4 Gefäße abfüllen und einfrieren. Portionsweise verbrauchen und das angebrochene Gefäß immer im Kühlschrank aufbewahren.

Anwendung:

4–6 Wochen lang morgens 1 TL vor dem Frühstück, mittags 2 TL nach dem Essen, abends bis zu 3 TL vor dem Schlafengehen. Kinder und empfindliche Patienten nehmen die gleiche Kur messerspitzenweise in aufsteigender Dosierung eventuell mit dem Essen. Die Kur kann in hartnäckigen Fällen bei Darmschäden wiederholt werden.

Aus der wissenschaftlichen Pflanzenheilkunde:
Hildegard beschreibt hier ein Universalheilmittel aus drei stark wirksamen Wurzeldrogen und dem Pfefferkraut, das nach jahrelanger Forschung und vielen Versuchen als Bohnenkraut identifiziert wurde.

Bohnenkraut hat aufgrund seiner wirksamen ätherischen Öle eine starke antibakterielle und antivirale Wirksamkeit gegen Herpes-simplex-Viren. Bohnenkraut ist als Antioxidans entzündungshemmend und krebshemmend. Antioxidantien sind Schutzengel für die Körperzellen und können den stressbedingten Dauerbeschuss der freien Radikale auf die Körperzellen beseitigen, d.h., sie sind in der Lage, die Entstehung von Krebs und anderen Autoaggressionskrankheiten zu verhindern.

Bärwurz *(Meum athamanticum)* wird in Bayern als Aromatikum zu magenstärkendem Wurzelschnaps verarbeitet und wegen seiner aphrodisierenden und hormonstimulierenden Eigenschaften geschätzt. Andere Wurzelinhaltsstoffe (Ferula- und Kaffeesäure) hemmen das Zusammenklumpen der Blutplättchen und damit die Thrombus- und Emboliegefahr. Die ätherischen Öle verleihen der Wurzel eine antiseptische, antibakterielle, antimykotische und antivirale Wirkung, die für eine Darmsanierung von entscheidender Bedeutung ist.

Als magenstärkendes und karminatives (carminare: lat. für reinigend) Mittel hilft Bärwurz bei allen fieberhaften und entzündlichen Magen- und Darmerkrankungen.

Galgant *(Alpina officinarum)* und seine wirksamkeitsbestimmenden Inhaltsstoffe sind in meiner Monographie zur Zulassung als Arneimittel beschrieben worden, die im Bundesanzeiger BAnz Nr.173 vom 18.9. 1986 veröffentlicht wurde. Dazu gehören ätherische Öle mit 81 verschiedenen Terpenen, die dem Galgant eine antiinfektiöse, antibakterielle, antimykotische und antivirale Wirksamkeit verleihen. Galgant ist reich an Bioflavonoiden, die als Antioxidantien wie auch das Bohnenkraut entzündungshemmend und krebshemmend wirken. Diese Wirkung ist zur Ausheilung von Magen-Darm-Entzündungen notwendig.

Die **Süßholzwurzel** *(Radix Glycyrrhiza glabra)* ist ein pflanzliches Reparaturhormon, dessen cortisonähnliche, entzündungshemmende und reparierende Eigenschaften von seinem Wirkstoff Glycyrrhizinsäure ausgehen. Dieser Wirkstoff hat ein Steroidgerüst und heilt wie Cortison die Entzündungen der gesamten Schleimhaut vom Mund bis zum gesamten Magen-Darm-System ohne Nebenwirkungen. Im Darm allein entstehen die meisten der 20000 Autoaggressionskrankheiten durch das Vorliegen einer Darmentzündung, dem sogenannten »leaky gut syndrome« – ein entzündeter, poröser Darm. Diese Vorgänge sind der Schulmedizin weitgehend unbekannt, weshalb die meisten Krankheiten chronisch sind, d.h. für immer unheilbar. Kleine Risse und

Wunden, die häufig in diesen Schleimhäuten entstehen, werden durch Süßholzwurzel genauso geheilt wie chronische Entzündungen bei Morbus Crohn oder Colitis ulcerosa. Beim korrekten Einsatz sind keine Nebenwirkungen zu erwarten.

Zusätzlich enthält die Süßholzwurzel über 30 Bioflavonoide, die als Antioxidantien die stressbedingten Sauerstoffradikale beseitigen und auf diese Weise ebenfalls Autoaggressionskrankheiten verhüten und ausheilen können.

Süßholz hat eine immunregulierende Wirkung, wobei das zu aggressive Immunsystem gebremst werden kann. Schließlich haben die wirkungsbestimmenden Inhaltsstoffe in den Süßholzwurzeln auch noch eine Wirkung gegen Tumoren, eine Schutzwirkung für die Leber, eine antihistamine Wirkung bei Allergien sowie eine schmerzlindernde Wirkung bei kolikartigen Magen- und Darmschmerzen.

Zusammenfassend ist die Heilpflanzenkomposition der Bärwurz-Kur ein optimales Schutz- und Heilmittel für fast sämtliche Autoaggressionskrankheiten.

Bisher wurden in meiner Praxis mehr als 20 000 Patienten mit der Bärwurz-Kur behandelt und dabei eine Heilungsrate von ca. 90 Prozent erzielt.

Eigene Zubereitung Mischpulver:

35 g Bärwurzwurzel-Pulver
28 g Galgantwurzel-Pulver
22 g Süßholzwurzel-Pulver
15 g Bohnenkraut

Hildegard schreibt:
»Das ist das köstlichste Heilmittel, wertvoller als Gold und nützlicher als das reinste Gold, weil es die Migräne vertreibt und die Verschleimung mindert, welche rohe Birnen in der Brust des Menschen verursachen, alle schlechten Säfte (mali humori) im Menschen vertreibt und den Menschen so reinigt, wie man einen Topf von seinem Schimmel (›de faeces‹ = ›von der Scheiße‹) reinigt.«

Bertram-Pulver

Radix Anacycli pyrethri pulvis

Indikation:

Verdauungsbeschwerden, Verschleimung; vorbeugend gegen grauen Star und Sehschwäche, Konzentrationsschwäche, Demenz und Alzheimer; gegen die Fäulnisstoffe (Toxine) von Viren, Bakterien und Pilzen, Schlacken, Giftstoffe im Blut; bei Kraftlosigkeit und Auszehrung.

Anwendung:

2–4 × täglich 3 Msp. bis zu ½ TL übers Essen streuen.
Zur Infektionsprophylaxe 4 Wochen vor Antritt einer Reise täglich 1 TL Bertram übers Essen streuen. Nach einer Infektion ebenso 4 Wochen lang, um die Toxine aus dem Blut zu beseitigen.

Aus der wissenschaftlichen Pflanzenheilkunde:

Der Römische Bertram (*Anacyclus pyrethrum* L.) ist in den Bergregionen des Atlasgebirges oberhalb 800 m heimisch und sorgt aufgrund seiner Inhaltsstoffe Anacyclin und Pyrethrin (heute als Pellitorin bezeichnet) für einen wirksamen Schutz vor Infektionskrankheiten. Beide Wirkstoffe sind miteinander chemisch verwandt. Der Nerventransmitter Anacyclin wurde zum ersten Mal von meinem Co-Doktorvater Prof. Ferdinand Bohlmann 1963 an der TU Berlin entdeckt. Als Nerventonikum schützt Bertram das Gehirn vor vorzeitiger Demenz und verbessert die Gehirnleistung, das Gedächtnis, die Konzentration sowie die Intelligenz.

Pellitorin ist ein natürlich wirksames Seuchenmittel gegen verschiedene Parasiten und Insekten. Darüber hinaus sind die Pellitorinverbindungen entzündungshemmend, indem sie die Bildung von Lipoxygenase hemmen. Stoffe, welche die 5-Lipoxygenase hemmen, sind aufgrund ihrer Hemmung der Bronchienverengung bei asthmatischen Prozessen von großem pharmazeutischem Interesse. Sie haben aber nicht nur ein therapeutisches Potenzial bei Entzündungen, sondern auch bei einer ganzen Reihe weiterer Erkrankungen, wie z.B. bei Arteriosklerose, Osteoporose und bestimmten Krebserkrankungen wie Prostatakarzinomen und Neuroblastomen.

Bertram sorgt für eine optimale Durchblutung und reinigt den Organismus von Gift- und Infektionsstoffen. Aufgrund seiner antimikrobiellen, antiviralen und antiparasitären Wirkung spielt er eine bedeutende Rolle bei der Heilung und beim Schutz vor Infektionskrankheiten, insbesondere bei septischen Zuständen des Blutes. Der belgische Arzt Dr. van Hecken berichtet über hervorragende Wirksamkeit von Bertram bei der Bekämpfung und beim Schutz vor der Massenseuche Malaria in Sambia/Afrika, wo seit einigen Jahren ein Bertram-Forschungsprojekt betrieben wird.

Bertram-Tabletten

Tabulettae pyrethrii

Indikation:

Erkrankungen des Zahnfleisches, des Hals-Nasen-Rachen-Raumes, Grippe, Erkältungen, Blutreinigung von Toxinen nach bakteriellen und viralen Infektionskrankheiten, Verschleimung der Lunge und Atemwege.

Anwendung:

3 × täglich 3 Tabletten im Mund zergehen lassen.

Hildegard schreibt:

1. »Bertram hat gemäßigte und trockene Wärme und ist wegen dieser guten Ausgeglichenheit von großer Reinheit und starker Heilkraft bei allen Krankheiten.
2. Er ist gut für Gesunde, weil er bei Infektionen die Fäulnisstoffe (= »tabes«, d. h. Toxine der Viren, Bakterien und Pilze, Schlacken, Giftstoffe) vermindert und gutes Blut bildet.
3. Er verstärkt im Menschen den Verstand und die Intelligenzleistung (gegen Demenz und Alzheimer).
4. Er bringt einen Kranken wieder zu Kräften, der schon ganz heruntergekommen ist und Gewicht verloren hat (Infektionen, Krebs).
5. Er bereitet eine gute Verdauung und lässt nichts unverdaut (gute Bioverfügbarkeit und Resorption von Lebensmitteln bei Dyspepsie).

6. Täglich gegessen, vermindert er Verschleimung im Kopf.
7. Täglich gegessen, heilt er die Lungenentzündung.
8. Reinigt und klärt die Augen (grauer Star, Sehschwäche).
9. Trocken oder als Gewürz mitgekocht, ist er nützlich und gut für Kranke und Gesunde.
10. Bertram, täglich gegessen, vertreibt und verhütet Krankheiten.
11. Er lockt im Mund Feuchtigkeit und Speichel hervor, leitet schlechte Säfte aus und lässt Gesundheit zurück.«

Betonikakraut

Betonica officinalis L., Stachys officinalis

Indikation:

Universal-Frauenmittel; zu starke Menstruation, Zwischenblutungen (jedoch keine Myomblutungen); schmerzlindernde Wirkung bei PMS, bei Kreuz- und Nierenschmerzen, Genitalschmerzen, Ödemen, Depressionen, Nervenerkrankungen.

Zubereitung Betonika-Wein:

5 EL zerkleinerte Betonikablätter über Nacht in 1 l Rotwein legen, bis der Wein den Kräutergeschmack angenommen hat. Morgens absieben und in Flaschen abfüllen.

Anwendung:

3 × täglich 1 LG, bis Besserung eintritt.

Zusatzhinweis:

Schlafkissen bei Schlaflosigkeit, Alpträumen: 200 g Betonikablätter frisch oder getrocknet in ein Kräuterkissen geben und neben das Kopfkissen legen.

Aus der wissenschaftlichen Pflanzenheilkunde:

Betonikakraut (*Betonica officinalis* L. oder auch *Stachys officinalis*), deutsch: Heil-Ziest, aus der Familie der Lippenblütler, zählte fast 2000 Jahre lang zu den meistempfohlenen und bewährten Arzneipflanzen. Besonders häufig erwähnen die bearbeiteten Quellen die heilende Wirkung von Heil-Ziest im Zusammenhang mit Erkrankungen der Atemwege, des Magen-Darm-Trakts, der Harnwege, bei Frauenleiden und den Einsatz als Analgetikum bei Schmerzen verschiedenster Art.

Aufgrund der Pflanzeninhaltsstoffe sind folgende Wirkungen belegt: blutdrucksenkend, antioxidativ, antimikrobiell, antiviral, krebs- und entzündungshemmend sowie schmerzstillend. Diese Wirkungen bestätigen den von Hildegard empfohlenen Einsatz bei Menstruationsbeschwerden.

Ebenso rechtfertigen die umfangreichen Heilwirkungen den Einsatz von Betonika als Antirheumatikum, bei Verdauungsbeschwerden, als Antiplaque gegen Arteriosklerose, zur Anregung der Magensaftsekretion, zur Anregung der Muskeltätigkeit von Magen, Darm und Gallenblase, bei Entzündungen der Mundschleimhaut, bei bakteriellen Zahnfleischinfektionen, bei Mandelentzündung, bei Darmschleimhautentzündung, als Leberanregung zur verstärkten Produktion von Gallenflüssigkeit und zum verbesserten Abfluss bereits gebildeter Galle. Betonika ist auch noch ein wirksames Darmreinigungsmittel und wirkt als Stomachikum appetitfördernd und verdauungsanregend. Aufgrund seiner analgetischen Eigenschaften beseitigt Betonika-Wein die schmerzhaften Zustände bei der Regelblutung (PMS). Derartig breit einsetzbare Mittel nenne ich Universalheilmittel.

Obwohl Hildegard nicht das aus der Antike und der Klostermedizin überlieferte Heilungswissen übernommen hat, sind ihre visionären Angaben eindrucksvoll und durch die oben aufgeführten wissenschaftlichen Angaben bestätigt.

Hildegard schreibt:

»Eine Frau, die an starken Zwischenblutungen leidet, lege Betonikablätter in Wein, bis er davon den Geschmack annimmt, absieben und den Wein oft (täglich) trinken. So wird die Blutung aufhören.« Und: »Wer von schlechten Träumen gequält wird und leidet, lege nachts Betonikablätter neben sich, und er wird weniger von seinen schlechten Träumen leiden.«

Bibernell-Mischpulver

Trochisci Pimpinellae

Inhaltsstoffe:

Bibernell-, Kreuzkümmel-(Mutterkümmel-)Pulver, weißer Pfeffer.

Indikation:

Übelkeit, Erbrechen, Diätfehler, Gastritis, Schwangerschaftserbrechen und deren Folgen.

Zubereitung Bibernell-Kekse:

25 g Bibernell-Mischpulver mit 500 g Dinkelmehl, 2 Eigelb und etwas Wasser zu einem Teig verkneten, diesen ausrollen und Kekse ausstechen. 5 Min. bei 180 °C backen.

Anwendung:

3–5 Kekse täglich, zusätzlich 3–5 × täglich 3 Msp. Bibernell-Mischpulver auf Dinkelbrot, bis Besserung eintritt.

Aus der wissenschaftlichen Pflanzenheilkunde:

50–90 Prozent aller Schwangeren leiden unter den Beschwerden Übelkeit und Erbrechen. Die Bibernell-Mischkekse haben sich besonders beim Schwangerschaftserbrechen bewährt. Bereits nach wenigen Tagen verschwindet das Erbrechen. Die Wirkung wird den ätherischen Ölen und den wirksamkeitsbestimmenden Inhaltsstoffen der Bibernellwurzel zugeschrieben, ohne dass die von Hildegard beschriebene Wirkung in der heutigen Schulmedizin bekannt ist. Zusätzlich trägt die Kombination aus Kreuzkümmel und weißem Pfeffer zur Wirksamkeit bei. Vom Kreuzkümmel mit seinen Inhaltsstoffen aus ätherischen Ölen, Fettsäuren und Bioflavonolglykosiden geht eine antimikrobielle, antithrombotische, antioxidative und Fremdeiweiß neutralisierende Wirkung aus. Diese letzte Wirkung spielt eine wichtige Rolle bei der Allergiebehandlung, wobei Kreuzkümmel den Einfluss von Eiweiß als Allergieauslöser ausschaltet.

Eigene Zubereitung Mischpulver:
62 g Kreuzkümmel-(Mutterkümmel-)Pulver
22 g weißer Pfeffer
16 g Bibernell-Pulver

Bohnenmehl-Fenchel-Mischung

Farina Fabae comp.

Inhaltsstoffe:

Bohnenmehl, Dinkelmehl, Fenchelpulver

Indikation:

Hautentzündung, nässende, superinfizierte Ekzeme, juckende, geschwürige Hautausschläge, flaches Beingeschwür, Ulcus cruris.

Zubereitung:

500 g Bohnenmehl, 100 g Fenchelpulver und 100 g Dinkelmehl mit Wasser (Verhältnis 1:1) miteinander verkneten und zu einzelnen Fladen flachdrücken. Im mäßig warmen Ofen oder in der Pfanne (oder auch in der Sonne) trocknen, so dass der Teig noch geschmeidig bleibt.

Anwendung:

Fladen noch warm 1–2 Stunden auf die gereinigte Wunde auflegen. Sobald er eingetrocknet ist und hart wird, erneut erwärmen und wieder auflegen. Vorgang je nach Akutheitsgrad bis zu 3 × täglich wiederholen. Ca. 2–4 Wochen bzw. so lange fortsetzen, bis Heilung erfolgt.

Zusatzhinweis:

Bei Beingeschwüren muss man etwas mehr Wasser nehmen. Diese Auflage hat den Vorteil, dass sie nicht verklebt. Wich-

tig: Sowie die Auflage trocken ist, erneuern! Bei Hautausschlägen außerdem unbedingt Hildegard-Diät einhalten und Quendelgewürz ins Essen geben.
Die Kombination aus Fenchel mit seinem Reichtum an ätherischen Ölen in einer sterilen Kompresse mit Bohnen- und Dinkelmehl beseitigt durch ihre antimikrobielle Wirkung die Infektionskeime und entfernt sie aus dem Wundgebiet.

Brennnessel-Blätter

Herba Urticae dioicae L.

Indikation:

Gastritis, Verschleimung, Blutreinigungs-Frühjahrskur, Magenreinigung.

Anwendung:

1–2 TL Brennnesselblätter dem Essen zusetzen und mitkochen. Muss nicht nur im Frühjahr, sondern kann das ganze Jahr über verwendet werden. Nur die Blätter selbst müssen im Frühjahr geerntet werden.

Aus der wissenschaftlichen Pflanzenheilkunde:

Brennnesselblätter sind aufgrund ihres Chlorophyllgehaltes, der Phytohormone und des Mineralienreichtums ein beliebtes Blutreinigungs- und Blutbildungsmittel und werden zusätzlich bei rheumatisch-entzündlichen Prozessen sowie bei entzündlichen Harnwegserkrankungen als harntreibendes Mittel eingesetzt.
Äußerlich hat sich Brennnesselsaft zur Pflege der Kopfhaut und gegen Kopfschuppen und fettiges Haar bewährt.

Brennnessel-Öl

Oleum Urticae

Inhaltsstoffe:
Brennnesselsaft, Olivenöl.

Indikation:
Gedächtnisschwäche, Vergesslichkeit.

Anwendung:
Vorm Schlafengehen zunächst mit 5–10 Tropfen das Brustbein und danach beide Schläfen damit einreiben. Die Reihenfolge ist genau einzuhalten!

Zusatzhinweis:
Die Wirksamkeit ist erstaunlich gut, sogar bei älteren Menschen. Der Patient muss allerdings noch selbst merken, dass er an Gedächtnisschwäche bzw. Vergesslichkeit leidet.

Aus der wissenschaftlichen Pflanzenheilkunde:
Die Brennnessel ist aufgrund ihrer zahlreichen Inhaltsstoffe aus ätherischen Ölen, Bioflavonoiden, Vitamin C und den B-Vitaminen sowie vielen weiteren Stoffen eine sehr wertvolle Heilpflanze, die zur Stimulation des Nervensystems und zur Verbesserung der Gedächtnisleistung beitragen kann.

Eigene Zubereitung:

10 ml Brennnesselsaft, frisch gepresst

20 ml Olivenöl

Frühlingsbrennnessel im zunehmenden Mond ernten und im Mixer zerkleinern, Saft mit einer Spätzlepresse o. Ä. ausdrücken und mit 68%-igem Primasprit konservieren (20 ml auf 100 ml Brennnesselsaft). Mit Olivenöl verschütteln, evtl. noch einen Tropfen Rosenöl zusetzen, in dunkle Flaschen abfüllen und im Kühlschrank aufbewahren.

Brennnesselsaft-Hanfkompresse

Succus Urticae, Tela Cannabis praeparata

Indikation:
Venenentzündung, Krampfaderleiden, Venenschwäche, diabetische Gangrän.

Anwendung:
Brennnesselsaft (z. B. »Schoenenberger«), bei empfindlicher Haut zu gleichen Teilen mit Wasser verdünnt, in eine Blumensprayflasche geben und das zu behandelnde Bein damit einsprühen.
Hanftuch (Hanftextiltuch aus dem Hanfladen oder aus alten Hanfhemden steril gebügelt) darüberlegen und ebenfalls einsprühen. 1 Stunde mit hochgelagertem Bein liegen lassen. In den 5 nächsten Tagen die gleiche Brennnesselsaft-Konzentration verwenden, schließlich am 4. und 5. Tag pur aufsprühen und wie oben anwenden.
Zusätzlich 3 × täglich eine Galgant-Tablette im Mund zergehen lassen. Meist ist die Venenentzündung nach dieser Behandlung beseitigt, ansonsten nach einer Woche wiederholen.
Zur Nachbehandlung mit »Mariendistelsaft Schoenenberger« einreiben, damit die Venenentzündung nicht weiterwandert.

Zusatzhinweis:
Hanf gibt es als Zopf noch bei der Seilerei Muffler, Kirchhalde 1 in Stockach (Nähe Bodensee), Telefon 07771/4545. Ansonsten tut es auch ein Hanftuch.

Aus der wissenschaftlichen Pflanzenheilkunde:
Brennnesselsaft weist aufgrund seiner zahlreichen Inhaltsstoffe aus ätherischen Ölen, Bioflavonoiden, Vitamin C und den Vitaminen aus der B-Reihe sowie Chlorophyll, Ameisensäure und Histamin in den Brennhaaren eine sehr deutliche Entzündungshemmung auf. Diese entzündungshemmende Wirkung hat auch einen positiven Einfluss auf die Abschwächung der Entzündungsherde, die bei allen Autoaggressionskrankheiten viel zu hoch sind, wie z. B. bei Venenentzündung, Rheuma oder Arthritis.

Brombeer-Elixier

Decoctum Folia Rubi fructicosi cp.

Inhaltsstoffe:
Brombeerblätter, Bertram, Ysop, Dost (Wilder Majoran), Honig, Wein.

Indikation:
Verschleimung, Reizhusten, Bronchitis, Atemnot, Mukoviszidose.

Anwendung:
3 × täglich 1 LG vor und bis zu ½ Tasse nach dem Essen, bis Besserung eintritt.

Aus der wissenschaftlichen Pflanzenheilkunde:
Dieses Heilmittel enthält sehr viel Bertram, dessen ätherische Öle den zähen Bronchialschleim verflüssigen und lösen. Die ätherischen Öle des Brombeer-Elixiers wirken krampflösend, entzündungshemmend und auswurffördernd. Dadurch kann der Schleim besser abgehustet werden, wodurch eine deutliche Erleichterung der Atmung auftritt. Dost (*Origanum vulgare,* Wilder Majoran) enthält viele ätherische Öle wie Thymol, Carvacrol u. a. m., die für eine antiseptische, antivirale, krampflösende Wirkung bei Bronchitis, Erkältungskrankheiten oder Hustenkrämpfen verantwortlich sind. Allein gegessen, ist Dost ein Küchengift, vor dem Hildegard warnt, weil er Leber, Lunge und Haut schädigt.

Eigene Zubereitung Brombeer-Elixier:

9 g Bertram-Pulver
8 g Brombeerblätter-Pulver
2 g Ysop-Pulver
5 g Dostblätter-Pulver
100 g Honig
250 ml Wein

Alles miteinander 3 Min. aufkochen, absieben und in Flaschen abfüllen.

Hildegard schreibt:

»Wer an der Lunge leidet und hustet, der nehme Brombeer-Elixier. … Das soll er täglich nehmen, und die Gesundheit seiner Lunge wird wiederhergestellt und der Schleim wird von der Lunge genommen.«

Chalzedon-Stein

Lapis Chalcedon

Indikation:

Nervenmittel, Stressabbau, zornig-gereizte Grundstimmung, Stimmungsschwankungen, Ungeduld, Depressionen, Wetterfühligkeit, Verletzbarkeit, klimakterische Beschwerden; Redeblockaden, Stottern (auch bei Schulkindern), Lampenfieber, Konzentrationsschwäche.

Anwendung:

Eine Chalzedon-Kette über der Halsschlagader (»Zornes«-ader) oder ein Chalzedon-Armband am Handgelenk oder am Unter- bzw. Oberarm tragen.
Hilfreich ist auch, einen Chalzedon-Schmeichelstein in der Hosen- oder Jackentasche bei sich zu tragen.

Dachsfell

Calceus Melis

Indikation:

Durchblutungsstörungen, Polyneuropathie; zur Beseitigung von Kopf-, Rücken-, Ischias- und Gelenkschmerzen; Beinleiden, Durchblutungsstörungen, Krampfadern, diabetische Gangrän, zur Verhütung von Beinamputation beim Absterben von Gewebe infolge arterieller Verschlusskrankheiten oder Diabetes (Gangrän); kalte Füße.

Anwendung:

Die struppigen Dachshaare bewirken auf der Körperoberfläche eine Mikromassage, wodurch in den Hautsegmenten sowohl die Durchblutung verbessert wird als auch die Rezeptoren in der Haut aktiviert werden, die Druck, Kälte, Wärme sowie Schmerzen registrieren und dann den Reiz als einen elektrischen Impuls an das Gehirn weiterleiten. Auf diese Weise kann das Dachsfell nicht nur Schmerzen beseitigen, sondern auch die Durchblutung verbessern, wie z. B. bei der diabetischen Gangrän, bei der durch Durchblutungsstörungen die Füße »absterben« und teilweise sogar amputiert werden müssen. Bevor es dazu kommt, kann das Dachsfell die Durchblutung wieder anregen, wodurch schon mehrere Amputationen verhütet werden konnten.

Zusatzhinweis:
Aus Dachsfell gibt es auch Gürtel und Bandagen, aus Dachswolle Socken und Mützen.
Der Dachs darf in Mecklenburg Vorpommern ganzjährig, in anderen Teilen Deutschlands nur innerhalb der Jagdzeit erlegt werden.

Hildegard schreibt:
»Große Kraft steckt im Dachsfell. Mache daraus einen Gürtel und trage ihn auf der nackten Haut, und alle Krankheiten warden in dir aufhören, als wenn ein großer Sturm bei gutem Wetter verschwindet. Mache aus dem Dachsfell auch Schuhe und Stiefel und trage sie, und du wirst gesunde Füße und Beine haben.«

Dill-Schafgarben-Pulver

Pulvis Anethi cp.

Indikation:

Starkes Nasenbluten.

Zubereitung:

10 g frisches Dillkraut mit 20 g frischen Schafgarbenblüten und -kraut vermischen.

Anwendung:

Als Mullkompresse 30 Min. auf Stirn, Schläfen und Brust legen, liegen lassen, bis das Nasenbluten aufhört.

Zusatzhinweis:

Bei trockenen Dill- und Schafgarbenkräutern Mullkompresse vorher mit Wein befeuchten und aufbinden.

Aus der wissenschaftlichen Pflanzenheilkunde:

Die blutstillenden und wundheilenden Eigenschaften der Schafgarbe beruhen auf dem wirksamen Zusammenspiel aller Inhaltsstoffe, insbesondere auf dem Azulen-Gehalt der ätherischen Öle. Diese erreichen kurz vor dem Aufblühen der Pflanze ein Maximum, weshalb in dieser Zeit Blätter und Blüten verwendet werden.

Die Tannin-Gerbstoffe der Schafgarbe wirken adstringierend, wodurch die Wundeiweiße im Wundgebiet gebunden werden. Sie haben somit eine abdichtende und entzündungshemmende Wirkung und sorgen für die Granulation des Wundgewebes. Von allergrößter Bedeutung ist auch die starke antiseptische, desinfizierende und antimikrobielle Wirkung der ätherischen Öle gegen Bakterien, Viren, Pilze und Parasiten, selbst in Fällen, in denen Antibiotika nicht mehr helfen (siehe auch unter Schafgarbe).

Das Dillkraut *(Herba Anethi)* hat aufgrund seiner Inhaltsstoffe aus ätherischen Ölen eine pilzwachstumshemmende Wirkung sowie eine aktivitätssteigernde Wirkung auf die Leberfunktion. Zusätzlich beseitigen die Bioflavonoide stressbedingte Sauerstoffradikale.

Dinkel

Grana Speltae

Indikation:

Universal-Lebensmittel; Magen-Darm-Krankheiten, Nahrungsmittelunverträglichkeit, Weizenallergie, Dysbakterie, Verstopfung, Durchfall, Unterernährung, Diabetes, chronische Zivilisationskrankheiten, Autoaggressionskrankheiten, zur Stimmungsaufhellung, Depression.

Anwendung generell:

Ernährung auf Dinkelkost umstellen. Präbiotikum (Dinkel ist der beste Dünger für eine gesunde Darmflora).

Anwendung im Speziellen:

- *Bei Verstopfung:* Alle dunklen Dinkelprodukte sorgen auf ihre Weise für eine gute Verdauung und erhalten die Gesundheit von Magen und Darm. Wählen Sie bei Verstopfung vor allem die Vollkornprodukte, z. B. Vollkornbrot, Vollkornnudeln, Dinkelkernotto, Vollkorngrieß und gekochte Dinkelkörner.
- *Bei Durchfallneigung:* Essen Sie weißes Dinkelbrot ohne Faserstoffe sowie sonstige Weißmehlprodukte aus dem Dinkelmehl Typ 405 oder 630 wie weiße Nudeln, Spätzle oder Weißmehlsuppen.
- *Bei Diabetes:* Die Ganzkornprodukte unterscheiden sich von den anderen ebenso wertvollen Dinkelprodukten nur dadurch, dass sie komplexe Kohlenhydrate mit lös-

lichen und unlöslichen Faserstoffen enthalten. Dinkelkörner im Ganzen sind in der Lage, den Blutzuckerspiegel zu senken und unter Kontrolle zu halten, weil sich die ganzen Dinkelkörner im Darm nur sehr langsam und nur immer so viele komplexe Kohlenhydrate auflösen, wie gerade für den Energiebedarf gebraucht werden. Dadurch werden sowohl eine Überzuckerung als auch die noch viel gefährlichere Unterzuckerung vermieden. 3 × täglich 1–3 EL gekochte Dinkelkörner ins Essen mischen.

- *Bei Unterernährung, als Krankenkost:* Bei Unterernährung oder schwer abgemagerten Kranken eine beliebige Menge Dinkelkörner 60 Minuten in reichlich Wasser kochen lassen. Leicht salzen und einen Eidotter oder etwas Butter zugeben. 10 Minuten ziehen lassen und samt der Brühe essen lassen. Die Körner »rutschen« ungekaut herunter! Auch ein geschwächter Verdauungsapparat verwertet die kaum gekauten Körner und entzieht ihnen die benötigten Nährstoffe. Mit der Dinkelkost kommt die Kraft zurück, und mit der Kraft die Lebensfreude.
- *Bei Depressionen:* Mehrere im Dinkel vorhandene Inhaltsstoffe sind für die Stimmungsaufhellung verantwortlich. Zwei darin enthaltene essenzielle Aminosäuren sind wichtige Ausgangsstoffe für die sogenannten Neurotransmitter, also die froh machenden Botenstoffe, die für die Fortleitung von Nervenimpulsen im Organismus verantwortlich sind. Die Produktion des Stimmungshormons Serotonin, das auf die Gemütslage ausgleichend einwirkt, wird angeregt.

Zusatzhinweis:

Aufgrund meiner jahrzehntelangen Erfahrung mit der Dinkelkost bei Glutenallergie wurde bisher keine Dinkelunverträglichkeit bzw. Dinkelglutenallergie beobachtet, so dass der nichthybridisierte Dinkel einen guten Schutz vor den oben beschriebenen Krankheiten gewährleistet. Viele Patienten berichten, dass sie allein mit Dinkel ihre Verdauung wieder vollkommen in Ordnung gebracht haben.

Bereits ein regelmäßiges Dinkelvollkorn-Frühstück senkt das Risiko von Übergewicht, Altersdiabetes und Herz-Kreislauf-Erkrankungen um 35–50 Prozent.

Wissenswertes über den Dinkel:

Im Vergleich zu allen anderen Lebensmitteln und Getreidearten verursacht der reine Dinkel keine Allergien. Ursache ist die auffallend zarte Faserstruktur aus löslichen und unlöslichen Kohlenhydraten, die von den Dünndarmbakterien zu einfachen Fettsäuren abgebaut werden. Diese Fettsäuren geben dem Darm den schwach sauren pH-Wert, in dem sich die Darmbakterien wohl fühlen. Eine dauerhafte Darmsanierung ist daher nur mit Dinkelkost möglich.
Der Dinkel profitiert von der Besonderheit, dass er auch unter enormem Umweltstress wie z. B. Hitze, Kälte, Feuchtigkeit, Trockenheit keine »stressauslösenden Eiweiße« bildet, wie z. B. Weizen und die anderen Getreidearten. Vor allem diese Eiweiße sind für die Weizenallergie verantwortlich!
Abgesehen davon sind alle Allergien auf unverträgliche Eiweiße zurückzuführen, wobei die Unverträglichkeit fast im-

mer als Folge einer gestörten Darmflora auftritt. Daher kann eine Allergie nur erfolgreich beseitigt werden, wenn man nach einer exakten Darmflora-Analyse eine gezielte Darmsanierung durchführt.

Durch die Hildegardsche Darmsanierung in Kombination mit einer konsequenten Dinkelkost ist es möglich, auch sogenannte therapieresistente chronische Allergiekrankheiten in den Griff zu bekommen. Die Heilungserfolge liegen bei ca. 80 Prozent, und besonders gute Heilerfolge wurden bei chronischen Darmentzündungen, Neurodermitis und Rheumakrankheiten beobachtet.

Ein besonderer Beweis für die Wirksamkeit der Methode sind die Heilungserfolge durch Dinkel bei Weizenunverträglichkeit und Zöliakie. Eine Weizenglutenallergie kann durch gentechnisch veränderten, mutierten und überhybridisierten Weizen ausgelöst werden, wie z. B. den neugezüchteten Monsanto-Weizen Frankenwheat. Seit 50 Jahren ist der Weizen das Opfer von mehr als tausend Hybridisationen, chemischen Veränderungen, Gamma- und Röntgenbestrahlungen sowie genetischen Manipulationen seiner DNA. Daraus entstand der moderne leistungsfähige Frankenwheat, mit vielen hineingezüchteten schädlichen Proteinen, der die weltweit größten Gesundheitsprobleme und die Zerstörung der körperlichen Gesundheit verursacht.

Bis zum Jahr 1985 war aller Weizen in den USA und nahezu der ganzen Welt – außer Europa – von diesem neuen wissenschaftlichen »Monster« verdrängt. Dieses kann nun Übergewicht, Diabetes, Entzündungen im ganzen Körper, Sodbrennen, Säurereflux und schmerzhafte Magen-Darm-Krank-

heiten wie Gastritis, Kolitis, Morbus Crohn oder Zöliakie auslösen.
Durch die wissenschaftliche Züchtung von Weizen wurden neue, noch nie vorhandene Gliadine in das Weizenkorn hineingezüchtet. Diese Gliadine sind die Auslöser der gliadininduzierten Zöliakie.
Dinkel ist kein Weizen: Viele Patienten, darunter mein eigener Sohn, konnten den reinen Dinkel vertragen, nachdem eine Allergie auf Weizen aufgetreten war. Die Wissenschaft hat sich bisher noch nicht mit dem Unterschied von Dinkel- zum Weizen-Gluten beschäftigt.
Ein Arbeitskreis um Prof. Peter Köhler, Deutsche Forschungsanstalt für Lebensmittelchemie, konnte aber kürzlich analytisch feststellen, dass Omega-5-Gliadine, eine charakteristische Aminosäure, nur im Weizen und nicht im Dinkel vorkommt. Auf diese Weise kann man zu mindestens nachweisen, wie viel Weizenmehl unter Dinkelmehl gemischt wurde (»Wieviel Weizen enthält Dinkel?« GIT Labor Fachzeitschrift 09/2011).

Zusatzhinweis:
Dinkel nimmt im Vergleich zu allen anderen Getreidearten in Bezug auf seine Inhaltsstoffe und seine Heilkräfte eine Spitzenstellung ein. Die heutigen nichthybridisierten Dinkel-Urformen Oberkulmer Rotkorn, Roter Tiroler, Ostro, Frankenkorn und Schwabenkorn können aufgrund ihrer Robustheit und Anspruchslosigkeit ohne krebsauslösende Pestizide, Insektizide, Fungizide und Kunstdüngemittel umweltfreundlich und nachhaltig für Mensch und Natur ange-

baut werden, eine unschätzbare Tatsache in der Zeit zunehmender Umweltverschmutzung!
Achten Sie auf reine und nichthybridisierte Dinkelsorten, und kaufen Sie, wenn möglich, Biodinkel direkt vom Demeter-Bauern oder beim Händler Ihres Vertrauens. Reine Dinkelsorten sind: Oberkulmer Rotkorn, Tiroler Rotkorn, Bauländer Spelz, Schwabenkorn, Frankencorn und Ostro.

Es gibt kleinen und großen Dinkel und sogar mit Weizen gekreuzten Dinkel, der in der Hildegard-Küche jedoch wegen Weizenallergie nichts zu suchen hat. Die drei Urdinkel-Arten sind:

- Einkorn oder kleiner Dinkel *(Triticum monococcum)*; er hat nur 2 × 7, also 14 Chromosomen diploid.
- Zweikorn oder Emmer *(Triticum duococcum)*; er hat nach der Befruchtung nur 4 × 7, also 28 Chromosomen haploid.
- Hildegards Dinkel ist Dreikorn (*Triticum aestivum* subsp. *spelta*), er ist hexaploid, d. h., er besitzt 6 × 7, also gleich 42 Chromosomen. 42 Chromosomen enthalten 3-mal mehr Nährstoffe als 14, deshalb bevorzugen wir in der Hildegard-Küche ausschließlich nur Dreikorn-Dinkel.

D

Dinkel-Habermus

Triticum aestivum subsp. spelta

Indikation:

Vorbeugung und Heilung von Magen-Darm-Krankheiten, Verstopfung, Autoaggressionskrankheiten, Depressionen u. v. m.

Zutaten (2 Portionen):

1 Tasse Dinkel-Habermus (Dinkelgrütze, -schrot, -flocken), 1–2 Äpfel, klein geschnitten, 2 Tassen Wasser, je 1 Msp. Galgant und Bertram, ½ TL Honig, Rosinen oder Preiselbeeren nach Belieben, ½ EL süße Mandelblättchen, ½ TL Zimt, ½ TL Flohsamen, evtl. 1–2 EL gekochte Dinkelkörner nach Belieben, Beerenfrüchte der Saison darüberstreuen.

Zubereitung:

Dinkel-Habermus und Apfelstückchen in Wasser geben, unter ständigem Rühren zum Kochen bringen. Deckel darauf, Herdplatte ausschalten und 5 Min. ziehen lassen. Galgant und Bertram zugeben. Honig und Rosinen oder Preiselbeeren in den letzten Minuten dazutun. Mandeln, Zimt, Flohsamen und evtl. Dinkelkörner auf das fertiggekochte Mus streuen.

Zusatzhinweis:

Habermus ist ein gekochtes Frühstück mit jahrhundertealter Tradition, dem die Schwaben und Alemannen ihre sprichwörtliche Schaffenskraft und ihren guten Humor verdanken. Das morgendliche Habermus stellt dem Körper alles zur Verfügung, was Sie zum gesunden Leben brauchen: lebensnotwendiges Eiweiß, wertvolle komplexe Kohlenhydrate, gesunde Fette, viele B-Vitamine und vor allem einen Reichtum basischer Mineralien, die den Körper vor stressbedingter Übersäuerung und Entzündung schützen.

Dinkel-Kaffee

Triticum aestivum subsp. spelta

Indikation:

Universalgetränk; Verdauungsstörungen, Verstopfung, Magen-Darm-Entzündungen, Darmsanierung.

Zubereitung:

Am 1. Tag 6–8 EL Dinkel-Kaffee-Körner und 1 EL gemahlenen Dinkel-Kaffee in 1 l Liter Wasser gut 10 Min. kochen lassen und abgießen. Der Kaffee ist jetzt noch sehr dünn. Die Körner im Kühlschrank aufheben.

Am 2. und 3. Tag Dinkel-Kaffee-Körner vom Vortag mit zusätzlich 2–3 EL frischen Körnern und 1 EL gemahlenem Dinkel-Kaffee wieder gut 10 Min. kochen lassen und abgießen. Der Kaffee ist jetzt schon viel dunkler. Die Körner aufheben. Am 3. Tag hat der Kaffee seine gewünschte Farbe.

Am 4.–6. Tag die Dinkel-Kaffee-Körner immer wieder mit frischen Körnern anreichern und gemahlenen Dinkel-Kaffee hinzugeben. Die Körner können so oft aufgekocht werden, bis die ersten Körner aufplatzen. Dann alle entsorgen und am nächsten Tag wieder von vorn beginnen.

Man kann ab und zu auch einen Dinkel-Cappuccino zubereiten, indem man die gerösteten Dinkelkörner zu Kaffeepulver mahlt und 5 EL mit 1 l Wasser aufkocht und absiebt. Mit Sahne und Schokoladenpulver verfeinert, kann er mit jedem herkömmlichen Cappuccino mithalten, ohne dass er jedoch den Schlaf stört.

Anwendung:
Regelmäßig zum Frühstück.

Zusatzhinweis:
Den Genuss von Bohnenkaffee sollte man aus gesundheitlichen Gründen einschränken, da er den Körper auf Hochtouren bringt und einen Alarmzustand auslöst. Koffein ist ein sehr starkes Herzgift und kann nicht nur Herzrhythmusstörungen, sondern auch den plötzlichen Herztod auslösen. Oft kommt es zur Übersäuerung mit unerwünschten Reizungen von Magen, Herz und Galle. Bohnenkaffee reizt auch das Nervensystem und verursacht starken Stress, der zu körperlichem Raubbau durch Überschätzung der Normalleistung führen kann. Außerdem entwässert Bohnenkaffee die Haut und macht sie faltig und schlaff. Im Gegensatz dazu ist der Genuss von Dinkel-Kaffee schon deshalb ein Genuss ohne Reue, weil er keine Säure und kein Koffein enthält.

Diptamwurzel-Pulver

Radix Dictamni albis pulvis

Indikation:

Prophylaxe der Arteriosklerose, besonders bei Hochdruck, bei Thrombose- und Emboliegefahr, Blasensteine, Gallensteine, Harnsteinbildung.

Anwendung:

Täglich verteilt insgesamt 1 gestrichenen TL einnehmen, auf Vollkornbrot, in der Suppe oder über das Fleischgericht und ebenso öfter mal 1 Prise in einem Getränk, bis die Tagesmenge 1 TL verbraucht ist.

Bei kleinen Blasensteinen: 6 Wochen lang 2 × täglich 2 Msp. Diptampulver auf Brot essen.

Bei größeren Blasensteinen: mindestens 2 Monate lang 3 Msp. Diptam-Pulver in 1 LG Essighonig (2 Teile Weinessig, 1 Teil Honig) vor jeder Mahlzeit einnehmen.

Aus der wissenschaftlichen Pflanzenheilkunde:

Die Diptamwurzel hat sehr viele ätherische Öle, die antibakterielle, fungizide, krampflösende, schleimlösende und tonisierende Eigenschaften besitzen. In der Pflanzenheilkunde wird die Diptamwurzel bei Krämpfen und bei schmerzhaften Urogenitalkrankheiten eingesetzt. Als Bittermittel stimuliert der Diptam die Sekretion der Schleimhäute, so dass die Ablagerungen in den Gefäßen (arteriosklerotische Plaques aus Eiweiß und Cholesterin) abgetragen werden können. Der

Diptam hat schon nachweislich verengte Arterien geöffnet und wird scherzhaft als »Röhrenputzer« bezeichnet. Hildegard schreibt, dass die Steinbildung von der Fettnatur des Menschen verursacht wird und Herzschmerzen auslösen kann. Es ist bekannt, dass eine einseitige Eiweißkost und zu viel Cholesterin Arteriosklerose auslösen können. Der daraus folgende arteriosklerotische Herzschmerz wird durch Diptam beseitigt, weil Diptam eine große Kraft gegen Verkalkung und Versteinerung hat.

Hildegard schreibt:
»Die Steinbildung (Verkalkung) entsteht aus der Fett-Natur des Menschen. Wenn die Verkalkung einsetzt, streue Diptampulver auf Brot und esse das oft (täglich) und das verhindert die Verkalkung … Wer Herzschmerzen hat, esse ebenso Diptam auf Brot und der Herzschmerz vergeht.«

Dost-Mischpulver

Origanum vulgare L. pulvis cp.

Inhaltsstoffe:

Origanum (Dost), Galgant, Aloe, Pfirsichblätter.

Indikation:

Schwerhörigkeit, Gehörschaden, Hörverlust nach Katarrh und Mittelohrentzündung (Nebenhöhlenentzündungen), Ohrenschmerzen.

Anwendung:

In den ersten Tagen nur nach dem Essen 1–2 Msp., später vor und nach dem Essen 1–2 Msp., bis Besserung eintritt. Bei starkem Widerwillen auch mit Fencheltee oder Petersilien-Elixier.

Aus der wissenschaftlichen Pflanzenheilkunde:

Unter der Bezeichnung »Dost« werden verschiedene Pflanzen mit kräftigem Aroma zusammengefasst. Am häufigsten wächst bei uns der Wilde Majoran. Aufgrund seiner Inhaltsstoffe aus ätherischen Ölen hat der Dost antibakterielle, fungizide, krampflösende, antineuralgische, auswurffördernde und sedative Eigenschaften, die sich auch bei Schwerhörigkeit und Ohrenschmerzen als wertvoll erweisen. Durch Aloe hat das Gehörpulver eine verdauungsfördernde, leicht abführende Wirkung, die durchaus zur Reinigung erwünscht ist. Bei Durchfall sollte man das Pulver nicht nehmen.

Eigene Zubereitung Mischpulver:
6 g Wilder Majoran (Dost), gepulvert
3 g Galgant-Pulver
1 g Aloe-Pulver
6 g Pfirsichblätter

Edelkastanien (Maroni)

Nuclei Castaneae vescae crud.

Indikation:

Universalheilmittel bei allen Schwächezuständen; Vorbeugung von Nervenschwäche (Demenz) und Leberschaden durch Alkohol; Herzleiden, Herzschmerzen, Herzmuskelschwäche, Herzklappenentzündung; Magen-Darm-Schwäche, Gastritis, Magengeschwür, Magenschmerzen; Milzerkrankungen; Kopfweh; Rheuma- und Gelenkschmerzen.

Anwendung:

3–5 gekochte Maroni pro Tag über einen längeren Zeitraum.

Bei Herzleiden jeder Art, Herzschwäche und besonders bei Herzmuskel- und Endokardschäden: Mehrmals täglich 1 TL. Grundbedingung: nichts dazu trinken oder essen.

Bei Magenschmerzen: Edelkastanien in Wasser weich kochen und zu Brei zerquetschen. Zusätzlich einen dünnen Teig aus 1 EL Dinkelmehl, 3 Msp. Süßholz-Pulver und 2 Msp. Engelsüß-Pulver mischen, dem Kastanienbrei beifügen und zu Suppe kochen.

Zusatzhinweis:

Bei der Entzündung der Herzinnenhaut (Endokarditis) kann die dünne, glatte Haut der innersten Gewebeschicht der Herzwand zerstört sein. Auch die Herzklappen, die aus Endokard bestehen, können sich entzünden, wodurch es zur

Herzklappeninsuffizienz kommen kann. Die Edelkastanien können diesen Schmelz wieder regenerieren.

Edelkastanien-Sauna-Aufguss:

Eine Handvoll Blätter und Edelkastanien mit Schalen und Rinde mit 1 l Wasser abkochen, abgießen und das Filtrat mit 50 ml 68-prozentigem Primasprit konservieren. Auf heißen Saunasteinen verdampfen und einatmen. 2–3 × wöchentlich.

Aus der wissenschaftlichen Pflanzenheilkunde:

Edelkastanien haben sehr viele Heilwirkungen. Sie enthalten bis zu 34 Prozent Kohlenhydrate, 58 Prozent Stärke, 7,5 Prozent Eiweiß, 2,8 Prozent Gerbstoffe und Vitamine A, B und C. Weiterhin enthalten die Früchte bis zu 35 Prozent Gamma-Aminobuttersäure (GABA). Diese wirkt angstlösend, schmerzlindernd, entspannend, krampflösend und blutdruckstabilisierend. Außerdem besitzt sie eine schlaffördernde Wirkung. Bei Bluthochdruck, chronischen Schmerzen, Reizdarm, PMS, Depressionen, Epilepsie oder Schizophrenie ist der GABA-Spiegel zu niedrig. Ferner bewirkt ein GABA-Mangel neben Heißhunger auf Zucker und Süßigkeiten Muskelverspannungen, Ohrengeräusche (Tinnitus), veränderte Geruchsempfindungen, nächtliche Schweißausbrüche, Herzrhythmusstörungen, Gedächtnisschwäche, Ungeduld und Angstzustände.

Da Edelkastanien kein Gluten enthalten, können sie von Zöliakie-Patienten toleriert werden. Die Früchte enthalten keine Hexosen vom Typ Glukose oder Fruktose, so dass sie von Diabetikern in Maßen gegessen werden können, obwohl sie viele Kalorien enthalten.

Edelkastanien schützen die Leberzellen vor Alkoholvergiftung und werden in Frankreich schon lange zum Rotweingenuss angeboten.

Der Hinweis Hildegards, dass gekochte Edelkastanien das trockene Gehirn auffüllen und zum Wachsen bringen (lat. »cerebrum eius crescit et implebitur«), widersprach einem Dogma, an dem bis vor kurzem sämtliche Gehirnwissenschaftler eisern festhielten: »Sämtliche Nervenzellen sind von Geburt an ausgebildet, alle sterben ab, keine kommt dazu.«

Im Jahr 2002 erhielt aber der Neurobiologe Robert Horvitz vom MIT Boston, USA, den Nobelpreis für seine Entdeckung, dass sich ganz im Gegenteil immer wieder bis ins hohe Alter neue Nervenzellen bilden und alte durch programmierten Zelltod absterben (Apoptose).

Die Wissenschaftler wissen aber nicht – sollten aber wissen –, dass es Lebensmittel gibt wie die Edelkastanien und den Dinkel, die die Neubildung von Nervenzellen (adulte Neurogenese) unterstützen und auf diese Weise Erkrankungen wie Alzheimer, Parkinson, MS, Gehirntumor und viele andere Nervenkrankheiten verhüten.

Hildegard schreibt:

»Wenn in einem Menschen infolge Trockenheit das Gehirn leer wird und Nervenkrankheiten entstehen, esse er genügend gekochte Edelkastanien, und das Gehirn wird nachwachsen und sich regenerieren.« Danke, Hildegard!

Edelkastanien-Honig

Mel Castaneae ves. »H«

Inhaltsstoffe:
Edelkastanienmehl, Honig.

Indikation:
Universal-Leberheilmittel; Leberschwäche, Hepatitis, Leberzirrhose, Leberschutzpräparat bei Alkohol-, Nikotin- und Toxinschäden.

Zubereitung:
500 g Honig erwärmen und 120 g Edelkastanienmehl mit dem Schneebesen einrühren.

Anwendung:
1 TL pur oder auf Dinkelbrot oder in Dinkel-Kaffee vor und nach dem Essen.

Eisenkraut

Herba Verbenae officinalis L.

Indikation:

Furunkel, (Anal-)Abszess, eitrige, schlecht heilende Wunden. Die Eisenkraut-Kompresse leitet den Eiter zuverlässig nach außen ab.

Zubereitung:

1–2 Handvoll Eisenkraut 2–3 Min. mit Wasser aufkochen, Wasser ausdrücken. Auf eine Kompresse legen.

Anwendung:

Die Kompresse warm auflegen, mindestens 1 Std. aufgelegt lassen, bis sie trocken ist.

Aus der wissenschaftlichen Pflanzenheilkunde:

Im Eisenkraut sind viele wertvolle Inhaltsstoffe zu finden, die der Droge eine vielseitige Wirksamkeit verleihen: Iridoidglykoside, Bioflavonoide, Zimtsäure, ätherische Öle und Tannine. Aus pharmakologischen Untersuchungen ergeben sich für das Eisenkraut antimikrobielle, antivirale, entzündungshemmende und sowohl immunstimulierende als auch immunhemmende Eigenschaften beim Einsatz hoher Konzentrationen. Das bedeutet, dass durch Eisenkraut die autoaggressiven Eigenschaften des eigenen Immunsystems blockiert werden können (Hemmung der Phagozytose). Bei Wunden, Verletzungen, Abszessen und anderen chronischen Hautleiden werden die frischen, zerdrückten Blätter mit Wasser aufgekocht und steril als Umschlag aufgelegt. Seit dem alten Ägypten bis in die Neuzeit galten diese Kompressen als bestes Wundheilmittel bei infizierten Kriegs- und Kampfverletzungen, daher auch der Name Eisenkraut.

Enzianwurzel-Pulver

Radix Gentianae pulvis

Indikation:

Herzschwäche, starke Herzschmerzen nach Aufregung, Intensivschmerzen, »als wenn das Herz nur noch an einem Faden hängt«, Schwermut, Melancholie, Gemütsleiden, Allergien, Universalmittel bei Magen- und Darmstörungen.

Anwendung:

Enzianwurzel-Pulver ist sehr bitter; man gibt deshalb in die Mitte der Suppe 3 Msp. und isst sie zuerst, den Rest danach. Bei Allergien nimmt man täglich 3 Msp. Enzianwurzel-Pulver in 1 LG warmem Wein, bis die Symptome nachlassen.

Aus der wissenschaftlichen Pflanzenheilkunde:

Die Bitterstoffe (Amarogentin) verleihen dem Enzian eine appetitanregende, tonisierende und sekretionsfördernde Wirkung auf die Speicheldrüsen und die Magensaftproduktion. Da die Gerbstoffe fehlen, fehlen auch die magenreizenden Eigenschaften. Bei entzündlichen Magen-Darm-Erkrankungen aller Art steigt durch die Immunreaktion der für eine Entzündung typische Immunglobulin-Wert stark an, und er fällt durch Enzian wieder stark ab. Enzian zeigt keine Toxizität und wird gut vertragen.

Zusatzhinweis:
Eine Allergie wird durch vermehrte IgE-Bildung in den Schleimhäuten, insbesondere in entzündeten Darmschleimhäuten, durch normalerweise harmlose Allergene ausgelöst. Entzündete Darmschleimhäute sind porös und durchlässig für Allergene, die normalerweise im Darm bleiben und ausgeschieden werden. Gelangen sie aber durch die Schleimhäute ins Blut, aktivieren sie die sogenannte humorale Abwehr und die damit verbundene allergische Reaktion. Es gibt keine Allergie, wenn die Entzündung z. B. durch Flohsamen-Wein wieder ausheilt.
IgE (Immunglobulin E, ein Antikörper) aktiviert die Freisetzung von Histamin und Zytokinen mit den typischen Allergiesymptomen: Magenfieber, Asthma, Heuschnupfen, Juckreiz, Hautausschlag, Augenrötung und Schwellung. Im schlimmsten Fall kann die Allergie sogar zu einem tödlichen anaphylaktischen Schock führen. Bei Lebensmittelallergien enthalten die allergieauslösenden Lebensmittel bereits Histamin, wodurch es zu den gleichen Symptomen kommt. Erdbeeren, Rotwein, Schokolade, Käse, Weizen, Schweinefleisch können beispielsweise hochgradige Auslöser sein.

Fenchel-Tabletten

Fructus Foeniculi vulgaris

Indikation:

Universal-Magen- und -Darmmittel; Mund-, Körpergeruch, Sodbrennen, Blähungen, Magenschmerzen, Gastritis, Magen-Darm-Geschwüre, Stuhlverstopfung, Stimmungsschwankungen und Depressionen, Augenschwäche, Schutz vor grauem Star, Schlaflosigkeit, Husten, Erkältungen, Anregung der Milchbildung junger Mütter, Menstruationsbeschwerden.

Anwendung:

Vor dem Essen kann man als Universalmittel bei Bedarf gleich 3–5 Tabletten nehmen. Nach dem Essen wirken sie gegen Sodbrennen, Blähungen und Stuhlverstopfung. Gegen Mundgeruch nimmt man mehrmals täglich 3 Tabletten. Als Deodorant für einen angenehmen Körpergeruch täglich 1 l Fencheltee trinken.

Zusatzhinweis:

Die Firma PJ-Naturprodukte und die Firma Posch haben dieses Produkt ohne Laktose und ohne Talkum.

Aus der wissenschaftlichen Pflanzenheilkunde:

Um seine Bedeutung für den Arzneimittelschatz zu betonen, wurde Fenchel zur Arzneipflanze des Jahres 2009 gekürt. Zu den wirksamen Inhaltsstoffen zählen das süß schmeckende

Anethol, das bitter-kampferartige Fenchon sowie weitere Terpene. Fenchel hat aufgrund seiner ätherischen Öle antibakterielle und antifungizide Eigenschaften und ist gegen eine Reihe gefährlicher Krankheitserreger, sogar gegen Candida und Parasiten, wirksam.

Fenchel hat schleimlösende Eigenschaften und wird bei Katarrhen der oberen Luftwege sowie zur Linderung von Asthma (auch bei Kindern) eingesetzt.

Bei Darmkrämpfen wirkt Fenchel krampflösend und entzündungshemmend. Nahezu weltweit wird Fenchel innerlich angewendet bei Bauchschmerzen, Verdauungsproblemen mit Blähungen und Durchfall als Karminativum (Reinigungsmittel) und Stomachikum (appetit- und verdauungsanregendes Mittel).

Fenchel-Galgant-Tabletten

Tabl. Foeniculi-Galangae

Inhaltsstoffe:
Fenchelsamen-Pulver, Galgantwurzel-Pulver.

Indikation:
Herzschmerzen, Herzschwäche, Herzschwindel, Verdauungsbeschwerden nach üppigerem oder fettem Essen, bei Sodbrennen, Blähungen, Magen-Darm-Krämpfen und -Schmerzen, fördert die Verdauung und hilft bei Appetitlosigkeit.

Anwendung:
1–3 Tabletten bei Bedarf auf der Zunge zergehen lassen. Wichtig ist, die Tabletten weder zu zerkauen noch ganz zu schlucken: Je länger die Schärfe auf der Zungenspitze ist, desto schneller und stärker wirkt sie krampflösend.

Zusatzhinweis:
Die Kombination Fenchel/Galgant vereinigt in optimaler Weise die herzwirksame Wirkung von Galgant und die darmreinigende Wirkung von Fenchel in einer Tablette. Die Kombination ist bei allen sehr beliebt und wirksam, denen Galgant allein zu scharf ist.
Die Firma PJ-Naturprodukte und die Firma Posch haben dieses Produkt ohne Laktose und ohne Talkum.

Fenchel-Mischpulver »Sivesan«

Pulvis Foeniculi cp.

Inhaltsstoffe:

Fenchelsamen-Pulver, Galgantwurzel-Pulver, Diptamkraut-Pulver, Habichtskraut-Pulver.

Indikation:

Universalmittel für Gesunde und Kranke; Herzinfarktprophylaxe, Reha nach Herzinfarkt, bei Thrombose- und Emboliegefahr; bei Magen-Darm-Leiden; zur Rekonvaleszenz nach Krankheiten und Operationen, Schutz vor Arteriosklerose, Kosmetikum (schöne Gesichtsfarbe, gute Hautfarbe), bei Nachtschweiß durch Infektionen oder Lungenentzündung.

Anwendung:

2–3 Msp. in 1 LG Petersilien-Elixier oder Rotwein ½ Stunde nach dem Mittagessen einnehmen, bis eine Besserung der Symptome eintritt. Gesunde Menschen unterstützt das Mittel bei gelegentlicher Einnahme.

Aus der wissenschaftlichen Pflanzenheilkunde:

Habichtskraut hat seinen Namen, weil angeblich ein Habicht durch das Habichtskraut zu seiner Sehschärfe kam. Martin Luther konnte durch Habichtskrauttee den Verlust seiner Sehschärfe aufhalten.

Hildegard schreibt vom Habichtskraut, dass es das Herz

stärkt und die »schlechten Säfte« beseitigt. In der Kombination mit diesen Gewürzen eignet es sich zum Schutz vor Schwächezuständen, Erschöpfung und Stress. Seine Inhaltsstoffe schützen den Körper vor stressbedingten Sauerstoffradikalen, die zu Autoaggressionszuständen und frühzeitiger Alterung führen können. Zusätzlich wirken die Inhaltsstoffe wie z. B. ätherische Öle, Bitterstoffe, Bioflavonoide und die Gerbstoffe entzündungshemmend, blutgefäßschützend, antiseptisch und harntreibend.

Eigene Zubereitung Mischpulver:
16 g Fenchelsamen-Pulver
8 g Galgantwurzel-Pulver
4 g Diptamkraut-Pulver
2 g Habichtskraut-Pulver

Fenchel-Trank (»Herzsaft«)

Decoctum Foeniculi cp.

Inhaltsstoffe:
Fenchelkörner, Süßholz-Pulver, Zucker, Honig, Wasser.

Indikation:
Organische Herzschäden.

Anwendung:
1 LG nach Einnahme der Griechenklee-Pillen (siehe auch Stichwort Herz-Kur).

Eigene Zubereitung Fenchel-Trank:
100 g Fenchelkörner
20 g Süßholz-Pulver
20 g Rohrzucker
60 g Honig
500 ml Wasser
Alle Zutaten miteinander mischen und 5 Minuten in Wasser aufkochen, dann steril abfüllen.
Für eine Kur braucht man die sechsfache Menge (= 3 l) Fenchel-Trank. Pharmakologische Wirkung siehe unter Rosen-Lakritz-Saft.

Fenchel-Dill-Kräuter

Herba Foeniculi-Anethi cp.

Inhaltsstoffe:
Fenchelkraut, Dillkraut.

Indikation:
Universalmittel zur Ausheilung der Nebenhöhlen; Stock- und Heuschnupfen.

Anwendung:
2 TL der Kräutermischung werden auf der Ceranplatte oder einer Blumentopfscherbe auf der Herdplatte verräuchert; der Rauch wird durch Mund und Nase eingeatmet. Die Kräuter werden möglichst nicht verkohlt, sondern nur geröstet. Zum Schluss werden sie auf ein warmes Brot gestreut und noch als »Pflanzenkohle« mitgegessen, und zwar 3 bis 5 Tage lang, bis der Schnupfen verschwunden ist. Die Erleichterung tritt zwar bald ein (2. Tag), oft auch schon die Heilung. Doch empfiehlt es sich, die Riechkräuter mindestens 3 Tage anzuwenden.

Aus der wissenschaftlichen Pflanzenheilkunde:
Dillkraut enthält ätherisches Öl mit antimikrobieller und pilztötender Wirkung. Im Tierversuch konnten antimutagene und antikanzerogene Eigenschaften festgestellt werden.

Eigene Zubereitung Kräutermischung:
20 g Fenchelkraut
80 g Dillkraut

Flohsamen

Semen Psyllii

Indikation:

Darmregulans bei chronischer Verstopfung, natürliche Darmreinigung von Fäulnisstoffen (z. B. von krebserregenden Stoffwechselendprodukten wie Skatol, Indol, Phenol) nach fleischreicher Kost; zur Senkung erhöhter Cholesterin- bzw. Blutzuckerspiegel, zur Verhinderung von Gallensteinbildung; bei Hämorrhoiden (auch während der Schwangerschaft), Analfissuren, nach rektal-anal-operativen Eingriffen, bei Darmentzündung (Leaky Gut), Morbus Crohn, Colitis ulcerosa, Reizdarm.

Anwendung:

5 g Flohsamen (1 TL) mit reichlich Flüssigkeit mischen, bei Bedarf bis zu 5–15 g Flohsamen täglich übers Essen streuen.

Aus der wissenschaftlichen Pflanzenheilkunde:

In den Samenschalen sämtlicher Plantago-Arten befinden sich wertvolle Schleimstoffe in Form von Schleimzuckerverbindungen aus den Zuckerarten Galaktose, Xylose oder Arabinose. Sie werden als Ballaststoffe oder sogenannte komplexe Kohlenhydrate zur Darmregulation genutzt. In einem einzigen TL Flohsamen sind so viel Ballaststoffe wie in 14 TL Haferkleie.

Der Flohsamenschleim kann zusätzlich auch noch im Darm Allergene, Gift- und Fäulnisstoffe aufnehmen und entsorgen. Nur der Flohsamen kann, innerlich verabreicht, diese Leistungen vollbringen, nicht aber der Leinsamen, weil er wie ein Räuber die wertvollen Vitamine und Mineralien aus dem Darm entfernt. Als stark quellende Droge kann 1 g Flohsamen 20 ml Wasser aufnehmen (Quellzahl 20), dadurch wird der Stuhl voluminöser und leichter abgeführt.

Flohsamen-Kekse

Trochisci Psyllii

Inhaltsstoffe:

Flohsamenschalen, Rohrohrzucker, Sonnenblumenöl, Eier, Quittengelee, Dinkelmehl, Dinkelflocken, Reinweinstein-Backpulver, Orangenschale, Zitronenschale, Vanillezucker, Zimt, Muskat.

Indikation:

Universal-Verdauungshilfe; für eine rasche Darmpassage und Ausscheidung von Krankheitserregern.

Anwendung:

Man isst täglich 3–5 Kekse und trinkt – WICHTIG – pro Keks 1 Glas Wasser oder Fencheltee dazu. Bei Empfindlichkeit oder wenn eine Verstopfung länger als 2 Wochen anhält, suchen Sie bitte einen Arzt auf. Flohsamen-Kekse sollten nicht bei Magen-Darm-Schmerzen, Übelkeit oder Erbrechen genommen werden oder wenn eine Verstopfung länger als 2 Wochen anhält.

Wegen des hohen Anteils an Flohsamenschalen (ca. 1,1 g pro Keks) müssen die Kekse mit der angegebenen Flüssigkeitsmenge eingenommen werden, um Schluckbeschwerden oder einen Verschluss der Verdauungswege zu vermeiden.

Zusatzhinweis:

Gute Alternative für unterwegs. Diese knusprigen Flohsa-

men-Kekse enthalten alle notwendigen Faserstoffe für eine gute, natürliche Verdauung. Mit diesen wertvollen Faserstoffen bleibt der Darm gesund und funktionstüchtig. Der milde Flohsamenschleim schützt die Darmschleimhaut auch vor Verletzungen und räumt mit krankheitsauslösenden Schadstoffen auf.
Von Kindern bitte fernhalten.

Aus der wissenschaftlichen Pflanzenheilkunde:
Neben ca. 5 Prozent fettem Öl enthalten die Flohsamen bis zu 12 Prozent Schleimstoff-Polysaccharide, die ausschließlich in der Außenschale lokalisiert sind. Ihre Quellzahl beträgt mindestens 6–9. Die Schleimstoff-Polysaccharide sind das wirksame Prinzip. So kommt es durch Flüssigkeitsaufnahme zu einem Anstieg des Stuhlgewichts und zu einer beschleunigten Darmpassage.

Die eigene Herstellung der Flohsamen-Kekse ist sehr schwierig wegen des rasanten Quellvermögens der Flohsamenschalen!

Flohsamen-Wein

Vinum psyllii

Indikation:

Darmentzündung, Colitis ulcerosa, Morbus Crohn, poröser Darm (Leaky-Gut-Syndrom), Verstopfung, Divertikulose, Allergiefieber, starke Hautausschläge mit hohem Fieber bei Scharlach, Masern oder Röteln; bei Allergien, Neurodermitis, Juckreiz, Ekzemen, Depressionen, Stimmungsschwankungen.

Zubereitung:

3 EL Flohsamen mit 1 l Wein 3 Min. kräftig aufkochen, sofort absieben und in eine Flasche abfüllen. Kühl aufbewahren.

Anwendung:

3 × täglich 1 LG vor dem Essen, 4 Wochen lang.

Zusatzhinweis:

Flohsamen-Wein ist milder als pure Flohsamen und wird stattdessen eingesetzt, damit die Schleimhäute nicht von den spröden Samenschalen gereizt werden können. Der Schleim schützt die entzündeten Schleimhäute von Speiseröhre, Magen oder Darm und heilt sie aus.

Galgant-Honig

Mel Galangae

Indikation:

Verdorbener Magen, Magenschmerzen, Herzschmerzen, Schwindel, Schwächeanfall, Müdigkeit, Gallenkolik, pseudoepileptische Anfälle.

Zubereitung:

Galgantwurzel-Pulver in Honig verrühren (Honig dazu ggf. erwärmen).
5%iger Galgant-Honig: 1 TL (5 g) auf 100 g Honig.
10%iger Galgant-Honig: 2 TL auf 100 g Honig.
20%iger Galgant-Honig: 4 TL auf 100 g Honig.
30%iger Galgant-Honig: 6 TL auf 100 g Honig.

Anwendung:

Bei Erwachsenen ist 20%iger Galgant-Honig normal; je höher die Konzentration, desto kräftiger die Wirkung.
Bei einsetzenden Herzschmerzen, bei verdorbenem Magen sowie bei beginnender Gallenkolik sofort 2 Msp. Galgant-Honig einnehmen.
30%iger Galgant-Honig ist nur bei starken Beschwerden sinnvoll.
Bei Kindern wählt man anfangs 5%igen Galgant-Honig, mehrmals täglich nach dem Essen 1–2 Msp. im Mund zergehen lassen.

Galgant-Pulver

Pulvis radix galangae, Alpina officinarum L., Hance

Indikation:

Herz-Magen-Schmerz (Roemheld-Syndrom), Verdauungsstörungen, Blähungen, Wirbelschmerzen, Ischialgie, Bandscheibenschmerzen, Rückenschmerzen, Virusfieber, Erschöpfung, Schwäche.

Anwendung:

1–3 × täglich 1–3 Msp. anstelle von Pfeffer zum Würzen ins Essen.

Bei Rücken- und Ischiasschmerzen; 1–2 TL Galgant-Pulver in ¼ l Wein kochen und schluckweise warm trinken.

Aus der wissenschaftlichen Pflanzenheilkunde:

Galgant hat aufgrund seiner Inhaltsstoffe, ätherischen Öle, Bioflavonoide und insbesondere wegen seiner Scharfstoffe unter anderem entzündungshemmende, krampflösende und antithrombotische Wirkung.

Galgant-Tabletten

Tabulettae radix galangae, Alpina officinarum L., Hance

Indikation:

Erste Hilfe bei Herzinfarkt, Herzschmerz, -schwindel, -schwäche, Hörsturz und Schlaganfall, Nachbehandlung des Herzinfarkts, Herz-Magen-Schmerz (Roemheld-Syndrom), Gallenkolik (beginnende), Blähungen, Wirbelschmerzen, Ischialgie, Bandscheibenschmerzen, Rückenschmerzen, Virusfieber, Erschöpfung, Schwäche, Stress, Angstzustände, Depression.

Anwendung:

1–3 × täglich 1 Tablette nach dem Essen auf der Zunge zergehen lassen.

Wichtig ist immer, die Tabletten nicht zu zerkauen oder ganz zu schlucken. Je länger die Schärfe auf der Zungenspitze ist, desto schneller und stärker wirkt sie krampflösend.

Bei beginnenden Herzschmerzen oder Herzanfall: 1–3 Galgant-Tabletten im Mund zergehen lassen. Wenn sich nach 5 Min. der gewünschte Erfolg nicht einstellt, die gleiche Menge nochmals im Mund zergehen lassen.

Vor Stresssituationen: 1–3 Galgant-Tabletten im Mund zergehen lassen.

Galgant hat sich in der medizinischen Praxis bei mehr als 20 000 Patienten mit allerbestem Erfolg sogar in der Notfallmedizin bewährt. Seine Domäne ist und bleibt der akute Angina-Pectoris-Anfall, der sich nach der Galgant-Gabe immer innerhalb von 1–3 Min. auflöst. Im Abstand von ein paar Minuten mehrmals jeweils 3 Galgant-Tabletten im Mund zergehen lassen. Falls vorhanden, dazwischen noch 1 LG Petersilien-Elixier trinken.

Zusatzhinweis:
Die Firma PJ-Naturprodukte und die Firma Posch bieten dieses Produkt ohne Laktose und ohne Talkum an.

Aus der wissenschaftlichen Pflanzenheilkunde:
Galgant ist als Herzmittel wirksam wie Nitroglyzerin – aber ohne Nebenwirkungen.
Galgant hat aufgrund seiner Inhaltsstoffe, ätherischen Öle, Bioflavonoide und insbesondere wegen seiner Scharfstoffe unter anderem entzündungshemmende, krampflösende und antithrombotische Wirkung.

Aus der Galgant-Monographie aus dem Jahr 1986*:
In keinem Arzneibuch der Welt, weder bei den Kelten oder Chinesen noch bei den Indern, schon gar nicht in der Klostermedizin, nur bei Hildegard finden wir den Hinweis auf die Herzwirksamkeit des Galgants; ein weiterer Beweis für den visionären Ursprung der Hildegard-Heilkunde! Als ich die Galgant-Monographie 1984 für das damalige BGA geschrieben hatte, wurde ich von der zuständigen Kommission E

* Wighard Strehlow, Monographie Alpina officinarum L. Hance, Monographie der Kommission beim BGA, Bundesanzeiger BAnz Nr. 173 vom 18.09.1986

gebeten, genau diese Herzwirksamkeit zu streichen, weil man nirgends diese Wirkung gefunden habe. Damit bestätigte das BGA indirekt die visionäre Arbeitsweise der hl. Hildegard.

Heute steht offiziell in der Galgant-Monographie nur noch der Einsatz von Galgant bei Magen-Darm-Beschwerden, Appetitlosigkeit, Verdauungsschwäche, Meteorismus, gastrokardialem Symptomenkomplex (Roemheld-Syndrom).

Medizinisch wirkt Galgant verdauungsfördernd und krampflösend, beseitigt Blähungen und kann bei Gastritis oder Gallenkolik Linderung bringen. Die krampflösende und verdauungsanregende Wirkung hilft auch bei Seekrankheit, Reisekrankheit, Magenbeschwerden, Kopf- und Rückenschmerzen, Durchfall und Schluckauf.

Dank der antibakteriellen, virustatischen und analgetischen Wirkung ist Galgant auch bei der Herpes-zoster-Infektion (Gürtelrose), bei Ischialgie, Gelenkschmerzen und Hexenschuss wirksam.

Galgant hat aufgrund seiner Inhaltsstoffe, ätherischer Öle, Bioflavonoide und insbesondere wegen seiner Scharfstoffen, folgende Wirkungen:

- entzündungshemmend (antiphlogistische Aktivität) durch Hemmung der Prostaglandin-Biosynthese um mehr als 30 Prozent,
- krampflösend (spasmolytische Aktivität),
- antithrombotisch (Thrombozytenaggregations-hemmende Aktivität),
- antibakteriell

Galgant hat insbesondere eine positive Wirkung auf die Herzkraft:

positiv inotrop = Herzmuskelkontraktionskraft wird angeregt

positiv chronotrop = Herzfrequenz wird angeregt

positiv bathmotrop = Erregbarkeit wird angeregt

positiv dromotrop = Reizleitungsgeschwindigkeit des AV-Knotens wird angeregt

Entlastung des Herzens durch reflektorisch bedingtes Absinken des Herzschlagvolumens.

Galgant-Himbeer-Wasser

Pulvis galangae et fructus Rubi idaei

Indikation:
Virusfieber, als Vorbeugung bei viralen Fieberepidemien.

Zubereitung:
2 Galgant-Tabletten oder 2–3 Msp. Galgant-Pulver, 1 Schuss Himbeersaft und den Saft von 1 frisch ausgepressten Zitrone in ein Glas kaltes Wasser geben und mischen.

Anwendung:
3 × täglich diese Mischung trinken, bis Besserung eintritt; oder zur Vorbeugung.

Galgant-Ingwer-Salbe (Virita® Red)

Unguentum Galangae et Zingiberis

Inhaltsstoffe:
Galgant- und Ingweröl in Kakao-, Shea- und Kokosbutter.

Indikation:
Verhütung von Hautkrebs, Behandlung von Basaliomen im Frühstadium.

Anwendung:
Auffällige Pigmentveränderungen auf der Haut mehrmals täglich in spiralförmigen Bewegungen einmassieren. Im Normalfall verschwinden die Pigmentflecke innerhalb von 2 Wochen. Nehmen Sie im Zweifelsfall ärztliche Hilfe in Anspruch.

Aus der wissenschaftlichen Pflanzenheilkunde:
Die ätherischen Öle aus Galgant und Ingwer erhöhen die Abwehrkraft der Haut gegen pathogene Keime, Pilze und Viren und haben eine anregende Wirkung.

Zusatzhinweis:
Zum weißen Hautkrebs gehören der Basalzellenkrebs (Basaliom) und das Plattenepithelkarzinom (Stachelzellkrebs). Er ist eine bösartige Krebserkrankung der Haut, die in das umliegende Gewebe und in Knochen eindringen kann. Wird er frühzeitig erkannt, sind die Heilungschancen beim weißen

Hautkrebs sehr gut. Der schwarze Hautkrebs, das maligne Melanom, ist sehr aggressiv und gefährlich. Bösartige Krebserkrankungen der Haut entwickeln sich oftmals aus bereits vorhandenen, sich verändernden Muttermalen oder Leberflecken.

Galgant-Honig-Mus

Electuarium Galangae comp.

Inhaltsstoffe:

Galgant, Majoran, Sellerie-Pulver, weißer Pfeffer, Honig.

Indikation:

Herzinsuffizienz mit Atemnot und Stauungsgastritis (infolge der Herzschwäche entsteht eine Gastritis durch einen Rückstau in die Blutgefäße des Magens), atrophische Gastritis (durch die Entzündung kommt es zu einem Zerfall der Magenschleimhaut, d.h. Atrophie), Milzschmerzen, Verschleimung des Magens, Altersherz, Minderdurchblutung von Magen und Darm, Anämie (Vitamin-B_{12}-Mangel), Begleitbehandlung bei Bluthochdruck.

Zubereitung:

6 g Galgant
12 g Majoran *(Origanum)*
12 g Sellerie-Pulver
3 g weißer Pfeffer
400 g abgeschäumter Honig
Den Honig im Wasserbad langsam erwärmen und das Pulvergemisch einrühren.

Anwendung:

Mehrere Wochen lang; anfangs 2 × täglich 1 TL, nach einigen Tagen 3 × täglich 1 TL, nach 2 Wochen 4–6 × täglich 1 TL.

Dazu öfter 1 LG guten Wein (sizilianischen Marsala, Muskateller, Malaga) trinken.

Zusatzhinweis:

Es ist möglich, dass anfangs oder im Verlauf der Behandlung Durchfall auftritt. Mengen dann auf 1–2 TL täglich verringern. Auch eine Nierenreizung ist möglich (Urinkontrolle). In diesen Fällen ebenfalls reduzieren und nur 2 Msp. täglich nehmen.

Aus der wissenschaftlichen Pflanzenheilkunde:

Majoran wirkt aufgrund seiner Inhaltsstoffe aus ätherischen Ölen, Thymol, Salicylsäure und Bioflavonoiden entzündungshemmend, kräftigend, krampflösend und schmerzlindernd.

Gelöschter Wein

Vinum c. Aqua

Indikation:

Trauer, Schock, Zorn, Stress, Schlafstörungen, Trübsinn, zum Distanzieren vom Tagesgeschehen, zum Ausgleich seelischer Verletzungen, als Entziehungsmittel.

Zubereitung:

1 Glas (250 ml) Wein 1 Min. kräftig aufkochen und mit ½ Tasse Wasser »löschen«.

Anwendung:

Bei allen oben genannten Zuständen schluckweise warm trinken. Beseitigt emotionalen Stress, Wut, Zorn und Traurigkeit. Als Wiederversöhnungstrank für Streithähne sehr zu empfehlen.

Der gelöschte Wein ist, abends getrunken, ein bewährter Schlaftrunk und hilft, sich von den Sorgen und Nöten des Alltags zu distanzieren.

Zusatzhinweis:

Stress löst einen Dauerbeschuss mit Sauerstoffradikalen auf sämtliche Organe und Körperzellen aus, insbesondere auf Immunsystem, Gehirn und Herz, wobei es sowohl zu Abwehrschwäche, Demenz und Alzheimer als auch zu Herzschwäche, der häufigsten Krankheit in der westlichen Welt, kommen kann.

Gerstenextrakt

Decoctum Fructus Hordei

Indikation:

Körperschwäche, Muskelschwäche, Muskelschwund, Abmagerung, Altersschwäche, Kopfleiden, allgemeine Schwäche bei Erkrankungen des Kopfes: Mittelohrentzündungen, Polypen, Sinusitis, Akne, Kosmetikum (straffe Gesichtshaut).

Inhaltsstoffe:

Ganze, naturbelassene (ungeschälte und ungebeizte) Gerstenkörner.

Anwendung:

1. *Vollbad:* 1 kg Gerste in 10 l Wasser 30 Min. aufkochen, absieben und den Gerstenextrakt in ein Vollbad mit 38 °C geben. 30 Min. baden.
   Bei schwerem Muskelleiden täglich (bis zur Heilung), 2 × wöchentlich.
2. *Gesichtsmaske für rauhe Gesichtshaut:* 100 g Gerste in 1 l Wasser über Nacht einweichen, dann 2 Std. köcheln, anschließend absieben. Mit dem lauwarmen Gerstenschleim zart das Gesicht waschen und etwas einziehen lassen (nicht sofort abtrocknen).
3. *Bei Kopfschwäche mit Kopfschmerzen nach Grippe oder bei Infektionskrankheiten wie Borreliose mit schraubstockartigem Druck im Kopf:* 500 g Gerste in 5 l Wasser 30 Min. kochen, dann Wasser absieben. Täglich mit

dem Gerstenwasser Kopf einmassieren (Stirn, Nacken, Schläfen), bis zur Besserung. Das Gerstenwasser reicht für eine Woche. Im Kühlschrank aufbewahren.

Aus der wissenschaftlichen Pflanzenheilkunde:

Die Gerstenkörner bestehen zu 70 Prozent aus Kohlenhydraten (überwiegend Stärke, Glucane, Saccharose, Maltose, Fructose und Glukose). Der 10–16-prozentige Eiweißgehalt besteht aus Prolamin, Glutaminsäure, Prolin und Glutenin. 3 Prozent sind Mineralstoffe und 2 Prozent Fettanteile. Prof. Dr. Martina Kerscher von der Universität Hamburg hat eine wissenschaftliche Untersuchung zur faltenglättenden Wirkung eines Wachstumsfaktors aus Gerste durchgeführt. Die im Gerstenextrakt befindlichen Eiweiße enthalten einen Epidermal Growth Factor (EGF), der ebenfalls Bestandteil der menschlichen Haut ist.

Diese Proteine sind für die Erhaltung und die Reparatur der Hautzellen von grundlegender Bedeutung und schützen die Haut gegen vorzeitiges Altern (Anti-Aging).

Zusätzlich hilft immer die Kalbsfußknochenbrühe, weil sie neben vielen Mineralien Kollagen enthält, das für die Glättung der Haut zuständig ist.

Gewürznelken

Flores Caryophylli

Indikation:

Gichtschmerzen, Kopfschmerzen, Kopfbrummen, Arteriosklerose, Wassersucht, Bluthochdruck, Entzündungen der Mund- und Rachenschleimhaut, bei Zahnschmerzen, zur Desinfektion im Zahnbereich.

Anwendung:

Bei Bedarf 2–3 Gewürznelken kauen, bis die Schmerzen bzw. Beschwerden verschwinden. Kann 2–3 × täglich wiederholt werden.

Aus der wissenschaftlichen Pflanzenheilkunde:

Gewürznelken (*Syzygium aromaticum* L.) bestehen bis zu 20 Prozent aus ätherischen Ölen, davon Eugenol als Hauptwirkstoff mit ca. 85 Prozent.

Das Nelkenöl besitzt eine starke antibakterielle, antiseptische, fungizide, antivirale, schmerzbetäubende und krampflösende Wirkung und wird deshalb vorwiegend in der Zahnarztpraxis verwendet. Auch von Hildegard wird die gute Wirksamkeit bei der Schmerzstillung erwähnt. Gewürznelken regen den Appetit und die Verdauung an und helfen gegen Blähungen. Viele Menschen in Afrika kauen den ganzen Tag Gewürznelken wie Kaugummi gegen Mundgeruch und haben dadurch einen reinen Atem.

Gold-Kur mit Gold-Keksen

Trochisci aureati

Indikation:

Rheumatische Arthritis, Polyarthritis, Gicht (sowohl Prophylaxe als auch Therapie), Rheuma-Veranlagung, Magenkatarrh, Grippeanfälligkeit; Universalmittel zur Gesunderhaltung und Gesundwerdung: Ein Gesunder bleibt gesund, ein Kranker wird gesund.

Zubereitung:

1,2 g gemahlenes Nuggetgold oder Flussgold (kein Degussa-Elektrolytgold), 2 EL Dinkelmehl und 2 EL Wasser zu einem Teig verkneten und halbieren.

Anwendung:

Morgens nüchtern vor dem Frühstück die eine Hälfte vom Teig essen. Die zweite Hälfte des Teiges 5 Min. bei 180 °C zu einem Keks verbacken und am nächsten Morgen ebenfalls nüchtern essen.
Diese Kur genügt für 1 Jahr.

Zusatzhinweis:

Das Gold bleibt zwei Monate im Darm liegen und wird langsam ausgeschieden, ohne den Darm anzugreifen. Absolut ungefährlich im Unterschied zu der schulmedizinischen Gold-Kur mit Goldsalz-Tabletten, die hochgiftig sind.
Gold wird in der Heilkunde seit Jahrtausenden verwendet.

Nach Hildegard hat sich besonders Paracelsus mit dem Gold als Heilmittel bei Herzkrankheiten und rheumatischen Erkrankungen beschäftigt.
In der Homöopathie wird Gold ebenfalls bei Gelenkentzündungen, Bluthochdruck, Arteriosklerose, Angina pectoris und depressiven Verstimmungen eingesetzt. Das alles bestätigt insgesamt die von Hildegard beschriebenen Einsatzgebiete. Das Gold ist dabei vollkommen ungiftig.
In der Schulmedizin wird ebenfalls Gold als Basistherapie gegen Rheuma verwendet. Warum die Schulmedizin ausgerechnet die stark giftigen wasserlöslichen Goldsalze einsetzt, bleibt ihr Geheimnis. Jedenfalls ist die schulmedizinische Goldsalz-Anwendung im Vergleich zur hildegardischen Gold-Kur pures Gift mit lebensbedrohlichen Schäden, wie z. B. Herzinfarkt oder Schlaganfall. Jeder möge selber entscheiden, was hier gesünder ist, pures Mittelalter oder wissenschaftlicher Fortschritt.
Mit dieser Gold-Kur konnte der österreichische Skirennfahrer Matthias Mayer nach einer brutalen reaktiven Arthritis 2012 den Rollstuhl verlassen und 2014 in Sotschi die Goldmedaille im Abfahrtslauf gewinnen.

Hildegard schreibt:

»Wer unter Gicht leidet (rheumakrank ist), der nehme Goldpulver und reinige es in kochendem Wasser. Dann nehme er eine Handvoll Semmelmehl und knete es mit Wasser (Rezept siehe oben) … Dieser Keks vertreibt für ein Jahr das Rheuma. Das Gold bleibt zwei Monate in seinem Magen und Darm liegen, ohne ihn anzugreifen oder geschwürig zu machen. So wird der Magen gefahrlos gereinigt, wenn er schlecht durchblutet oder verschleimt ist. Wer gesund ist und die Kur nimmt, bleibt gesund, und wer krank ist, wird wieder gesund.«

Gold-Wein

Vinum aureata

Indikation:

Allergie nach Antibiotika- oder nach Schmerzmittelbehandlung, Rheuma oder Magen-Darm-Entzündung nach einer Antibiotikabehandlung, Hautausschläge.

Zubereitung:

Goldstück auf der Herdplatte stark erhitzen und in ein Glas mit 125 ml Wein legen.

Anwendung:

Täglich den durch das heiße Goldstück erwärmten Wein schluckweise trinken, 4 Wochen lang oder bis zur Schmerzlinderung. Am besten sollte er morgens nüchtern getrunken werden, empfindlichere Naturen können ihn auch nach der Hauptmahlzeit nehmen.

Bei Kindern und Jugendlichen verwendet man gelöschten Wein.

Zusatzhinweis:

Mit dem Gold-Wein erreicht man gleich eine doppelte Wirkung, weil auch der Wein als Antirheumatikum dafür sorgt, dass sich das Rheuma nicht im Kopf festsetzt. Am besten ist, wenn man den Gold-Wein auch noch mit der Gold-Kur kombiniert, weil auf diese Weise die Rheumakrankheit ausgeheilt werden kann.

Griechenklee-(Bockshornklee-)Tabletten (»Herzpillen«)

Pilulae Foenugraeci cp.

Inhaltsstoffe:

Galgantwurzel-Pulver, Bertram-Pulver, weißer Pfeffer, Bohnenmehl-Pulver, Griechenklee-(Bockshornklee-)Saft.

Indikation:

Universalmittel für Herz und Kreislauf; wirksames Mittel bei organischen Herzleiden, Herzschwäche, -schmerzen, Nachkur nach Herzinfarkt.

Anwendung:

3 × täglich 3 Pillen vor und nach dem Essen und danach jeweils 1 LG Fenchel-Trank einnehmen (siehe auch Stichwort Herz-Kur).
Achtung: Wenn die Herzschmerzen nachlassen, allmählich mehr Fenchel-Trank einnehmen, und zwar mehrmals täglich ebenfalls vor und nach dem Essen. (Die Herzpillen entkrampfen das Herz, der Fenchel-Trank nimmt den verursachenden Vergiftungsstoff.)

Zusatzhinweis:

Die Herzmuskelschwäche ist eine autoaggressive Selbstzerstörung der Herzmuskeln durch stressbedingte Sauerstoffradikale. Die zerstörten Herzmuskeln werden durch vernarbtes Bindegewebe ersetzt, das weder zu einer starken

Muskelkontraktion noch zu einer harmonischen Herzrhythmuserregung fähig ist. Das Herz verliert seine Muskelkraft, und die Betroffenen geraten bei der geringsten körperlichen Anstrengung in Atemnot.

Aus der wissenschaftlichen Pflanzenheilkunde:
Griechenklee- bzw. Bockshornkleesamen enthalten bis zu 45 Prozent Schleimzuckerverbindungen sowie bis zu 30 Prozent Proteine und freie Aminosäuren, mit einem relativ hohen Gehalt an der in Pflanzen selten anzutreffenden Aminosäure Lysin, außerdem freie Fettsäuren, Bioflavonoide, Phytohormone, Bitter- und Gerbstoffe sowie wenig ätherisches Öl. Die Anti-Pellagra-Wirkung von Bockshornkleesamen wird auf den Gehalt von Niacin (Vitamin B_3) und Vitamin A zurückgeführt. Klinische Studien beweisen, dass Bockshornklee erheblich den erhöhten Blutzucker- und Cholesterinspiegel senken kann, was sich mit den von Hildegard beschriebenen Anwendungen deckt.
Griechenkleesamen haben neben den mexikanischen Yamswurzeln den höchsten Gehalt an progesteronstimulierenden Phytohormonen. Dadurch sind die Samen in der Lage, die Östrogendominanz zu beseitigen. Griechenkleesamen sind hilfreich zur Beseitigung von vielen seelisch-neurologischen Beschwerden, u. a. Kopfschmerzen, Depressionen und Erschöpfung. Das Abwehrsystem wird gestärkt und der Hormonspiegel normalisiert.

Eigene Zubereitung:

6 g Galgantwurzel-Pulver
6 g Bertram-Pulver
1,5 g weißer Pfeffer
25 g Bohnenmehl-Pulver
12 g Griechenklee-Saft

Aus der Pulvermischung werden Pillen geformt und an der Sonne getrocknet.

Griechenklee-Mischpulver (»Herzpulver«)

Semen Trigonellae Foenugraeci pulvis cp.

Inhaltsstoffe:
Weißer Pfeffer, Kreuzkümmel-(Mutterkümmel-)Pulver, Griechenkleesamen-(Bockshornkleesamen-)Pulver.

Indikation:
Nachbehandlung bei Herzinsuffizienz, Altersherz, Mangeldurchblutung, Kraftlosigkeit, stressbedingten Herzschmerzen, Schutz vor Arteriosklerose.

Anwendung:
3 × täglich 2–3 Msp. auf einem Stück Brot vor und nach den Mahlzeiten verzehren (siehe auch Stichwort Herz-Kur). Achtung: Wenn trotzdem (plötzliche) Herzschmerzen auftauchen, sofort 2–3 Msp. Herzpulver auf einem kleinen Stück Dinkelbrot kauen und essen. Zur Vorbeugung abends, nach üppigerem oder fettem Essen oder vor und nach Anstrengungen in gleicher Weise 3 Msp. auf einem kleinen Stück Dinkelbrot.

Aus der wissenschaftlichen Pflanzenheilkunde:
Griechenkleesamen enthalten ganz besonders viel Diosgenin, fast so viel wie die wilde Yamwurzel. Diosgenin ist dem natürlichen Progesteron sehr ähnlich. Es kann an die menschlichen Hormonrezeptoren andocken und dort eine Wirkung erzielen, die der Wirkung von Progesteron sehr ähnlich ist.

Die Wirkung von Griechenklee verstärkt die Leistungsfähigkeit, die Lebensfreude und das Wohlbefinden.

Griechenklee macht unter anderem sexuell aktiv und fördert die Beweglichkeit und das Abnehmen, wenn man unter Übergewicht leidet. Im Gegensatz dazu führt er bei mageren Menschen zu besserem Appetit und zur Gewichtszunahme. Kein Wunder, dass die Sultane früher ihre Haremsdamen großzügig mit Bockshornklee in Hummus und Falafel versorgten, um mit ihnen grenzenlose Lust und Freude zu empfinden. Auch wenn Sie nicht unbedingt wie ein Pascha leben möchten, können Sie jedes Essen mit diesem Geheimgewürz verzaubern.

Griechenklee-Gewürzmischung enthält viele Bioflavonoide, die als Radikalfänger die Stressradikale entfernen und das Herz vor Selbstzerstörung und Entzündung schützen. Weißer Pfeffer ist die aromatische, weiße Pfefferfrucht ohne Schale und wegen seiner aromatischen Note dem schwarzen Pfeffer überlegen. Durch seine Scharfstoffe wird die Durchblutung der Schleimhäute angeregt, wodurch eine gute und vollständige Verdauung einsetzt. Die Phytohormone im Griechenklee aktivieren über das Progesteron auch noch das körpereigene Cortisol, ein natürliches Reparaturhormon mit entzündungshemmenden Eigenschaften. Dieses Gewürz senkt nachweislich den erhöhten Cholesterinspiegel und kann so vor Arteriosklerose schützen.

Gundelreben-Elixier

Decoctum Glechomae hederaceae cp.

Inhaltsstoffe:
Gundelreben- und Basilikumblätter, Feldkümmel, Wasser, Muskatnuss-Pulver, Galgant-Pulver, Birnenmistel-Pulver, Weißwein, Honig.

Zusatzhinweis:
Das Elixier gibt es als Fertigprodukt in Flaschen zu kaufen, es ist jedoch auch sehr einfach selbst herzustellen aus der Fertigmischung Gundelreben-Gewürzmischung, Wein und Honig.

Indikation:
Starker chronischer Husten; zum Schutz der Lunge bei Bronchitis, Asthma oder Lungenentzündung; zur gründlichen Ausheilung einer geschädigten Lunge; zur Mitbehandlung und Linderung von COPD, Lungenemphysem, Lungen- oder Bronchialkrebs; zum Schutz der Lunge vor SARS oder Grippevirusinfektionen.

Zubereitung:
Die Kräuter mit dem Kümmel in 500 ml Wasser aufkochen. Getrennt davon die Pulvermischung in 1 l Wein aufkochen, 150 g Honig zufügen und nochmals 5 Min. aufkochen. Beide Flüssigkeiten (Kräuterwasser und Weinmischung) miteinander mischen und in Flaschen abfüllen.

Anwendung:
3 × täglich 1 LG vor und 2 LG nach dem Essen trinken (vor dem Schlucken im Mund anwärmen), bis Besserung eintritt.

Aus der wissenschaftlichen Pflanzenheilkunde:
Die Gundelrebe hat einen charakteristischen Geruch, der von den ätherischen Ölen aus Mono-Sesqui- und Triterpenen verursacht wird. Darüber hinaus sind in der Gundelrebe sehr interessante Wirkstoffe wie z. B. Ursol-, Zimt- und Rosmarinsäure. Diese Stoffe verleihen der Droge eine entzündungshemmende Wirkung. Zusätzlich enthält die Gundelrebe Bioflavonoide, die als Antioxidantien in der Lage sind, die Lungenschleimhäute vor dem autoaggressiven Angriff der körpereigenen Sauerstoffradikale zu schützen.
In der Mistel befinden sich Phytohormone, die als Vorstufen im Körper zu natürlichem Progesteron umgebaut werden. Progesteron ist das Glückseligkeitshormon; es wird von beiden Geschlechtern von den Nebennieren und zusätzlich beim Mann in den Hoden sowie bei den Frauen in den Ovarien erzeugt und spielt eine große Rolle als Vorläufer anderer Steroidhormone, u. a. Östrogen, Testosteron und Cortisol. Im Klimakterium geht der Progesteronspiegel gegen null, und manche Frauen leiden dann an unvorhergesehenen Hitzewallungen, Depressionen, Brustentzündungen, das Krebsrisiko steigt und die Osteoporose setzt ein. Hier schützt das Progesteron gegen diese unerwünschten Nebenwirkungen von Östrogen und verhindert u. a. das Wachstum verschiedener Krebsarten und die Bildung von Thrombose und Embolie.

Von allergrößter Bedeutung ist in dieser Zeit eine gute Ernährung nach Hildegard von Bingen mit frischem Gemüse, Obst, Dinkel und wenig Fleisch. In über 500 Lebensmitteln und Gewürzen befinden sich Phytohormone als Vorstufen für das natürliche Progesteron.

Hildegard schreibt:
»Wenn ein Mensch an beliebigen Schmerzen in der Lunge leidet, wobei zuerst die Schmerzen in der Lunge beginnen und anschließend auch noch im Hals Schmerzen auftreten, so dass die Stimme heiser wird und die Reinheit der Stimme verlorengeht, der nehme Gundelrebe und etwas mehr Basilikum und noch mehr Feldkümmel als Basilikum und koche die Kräuter in frischem Wasser, so dass das Wasser im Topf ein Drittel über den Kräutern steht. Die Kräuter werden abgesiebt. Dann nehme Muskatnuss dreimal mehr als Galgant und zweimal mehr Birnenmistelpulver wie Muskat und koche in doppelt so viel Wein wie Wasser. Gib Honig dazu und koche noch mal auf. Füge das abgesiebte Kräuterwasser hinzu. Davon trinke vor dem Essen ein wenig und nach dem Essen, so viel man mit einem Schluck trinken kann. Vor dem Trinken mit warmem Stahl warm machen.«

Eigene Zubereitung Gundelreben-Elixier:
1. Kräuter
12,5 g Gundelrebenblätter
15 g Basilikumblätter
20 g Feldkümmel
500 ml Wasser

2. Pulver
7,5 g Muskatnuss-Pulver
2,5 g Galgant-Pulver
15 g Birnenmistel-Pulver
1 l Weißwein, 150 g Honig

1. Kräutermischung im Wasser aufkochen, anschließend abgießen.
2. Getrennt davon die Pulver in Wein aufkochen, Honig zufügen und noch mal 5 Min. aufkochen.
3. Beide Flüssigkeiten (Kräuterwasser und Pulver-Honig-Wein) miteinander mischen, absieben und in Flaschen abfüllen.

Gundelreben-Kompresse

Herba Glechomae hederaceae

Indikation:

Durchblutungsstörungen im Kopf, Kopfbrummen mit Ohrensausen bei Hypertonie, Tinnitus, Stärkung des Nervensystems, Kraftlosigkeit, Abmagerung.

Zubereitung:

Für eine Kopfkompresse Gundelrebenkraut in warmes Wasser geben und zum Kochen bringen, Wasser ausdrücken und die warmen Kräuter als Kompresse verwenden.

Anwendung:

Gundelreben-Kompresse über die Ohren binden (macht die Ohren wieder frei).

Haar-Tonikum Virita®

Lixivum crinale

Inhaltsstoffe:
Extrakt aus Lavendel, Brennnessel, Ringelblume, Alfalfa (Luzerne), Fenchel, Salbei, Bertram, Petersilie, Dinkel.

Indikation:
Haarwuchsmittel bei Frauen und Männern, Schuppen, Haarglanzlosigkeit, Haarausfall bei jüngeren Männern, solange die Haarwurzeln noch erhalten sind, beginnende Glatzenbildung, gegen Übersäuerung durch Ernährungsfehler und bei stressbedingter Übersäuerung der Kopfhaut mit Haarausfall.

Anwendung:
Nach jedem Duschen und besonders nach dem Haarewaschen einsprühen und in die Kopfhaut einmassieren.

Zusatzhinweis:
Haarausfall ist meistens ein inneres Problem, bei dem der Haarboden durch Stress übersäuert und der Mineralienvorrat der Kopfhaut verbraucht wird. Die Haarwurzeln werden nicht mehr ausreichend mit Mineralien versorgt, verkümmern und die Haare fallen aus.
Haarverlust durch Übersäuerung des Körpers: Sichtbar wird dieser Prozess als krankhafte Glatzenbildung, als Ausdünnung der Haarpracht und als plötzlicher Haarausfall.

Darüber hinaus gibt es noch massive Vergiftungen durch Schwermetalle (Amalgam), Deodorants (Aluminiumchlorhydrat), Chemotherapie, Toxine von Viren, Bakterien oder Pilzen, die zu Haarausfall führen können.

Wer sich möglichst lange über gesundes und schönes Haar freuen möchte, sollte in erster Linie die Einwirkung von Säuren (stressbedingte Gallensäure), Giften und Schadstoffen ganz vermeiden. Rohkost oder der Genuss von zu viel Fleisch, Schokolade, Kaffee, zu süßen Speisen sowie auch das Rauchen erzeugt Übersäuerung. Ebenso schädlich sind psychische Faktoren wie Stress, Beziehungsprobleme, Gier, Aggressionen, Frustrationen. Bei vielen Menschen ist Haarausfall also schlicht das Ergebnis einer Übersäuerung. Werden diese Aspekte beachtet, können Betroffene damit rechnen, dass der Haarausfall gestoppt wird und sich die Kopfhaut wieder beruhigt.
Haarausfall kann auch eine Folge von übertriebenem oder extrem ausgeübtem Sport sein, wie z. B. Jogging, Berglauf, Bergskating, Mountainbiking sowie alle Wettkampfformen unter ehrgeizigen Männern.

Hanftücher

Cannabis sativa

Indikation:

Verbandsstoff für Geschwüre und Wunden, Venenthrombose, Beinleiden, Venenschwäche, Venenentzündung.

Anwendung:

Ein steril gebügeltes Hanftuch als Wundverband zurechtschneiden und als Verbandsmaterial verwenden. Als Wundverband auf die Wunden oder auf das zu behandelnde Bein aufbinden. Bei Venenentzündung zur Beseitigung des hochentzündlichen Zustands mit Brennnesselsaft befeuchten.

Zusatzhinweis:

Ebenso kann man Seilerhanf als Bündel verwenden. Dieses mit mit Wasser verdünntem Brennnesselsaft befeuchten und als Kompresse auf die Beine binden.
Hanf gibt es als Zopf noch bei der Seilerei Muffler, Kirchhalde 1 in Stockach (beim Bodensee), Telefon 07771/4545. Ansonsten tut es auch ein Hanftuch.

Aus der wissenschaftlichen Pflanzenheilkunde:

Die Hanffaser kann bis zu 30 Prozent Feuchtigkeit aufnehmen, ohne zu zerreißen.
Faserhanfsorten werden heute wieder zunehmend in der Textilindustrie wegen ihrer angenehmen feuchtigkeitsregu-

lierenden Eigenschaften verarbeitet und enthalten einen nur winzigen Anteil der psychotropen Tetrahydrocannabinoide. Die psychotropen Eigenschaften verursachen einen Cannabisrausch, der als angenehm, entspannend, schmerzlindernd und euphorisch erlebt wird. Wegen dieser Eigenschaften wurde Hanf bei Neuralgien, Kopfschmerzen, Rheumaschmerzen und schmerzhaften Magen-Darm-Störungen eingesetzt. Heute wird Hanf als Antibrechmittel und zur Beseitigung von Schmerzen bei Krebspatienten während der Chemotherapie eingesetzt.

Heckenrosen-Elixier

Decoctum Rosae caninae

Inhaltsstoffe:
Heckenrosen-Hagebutten und -blätter, Honig, Wein.

Indikation:
Chronisch infiziertes Lungenleiden, Eiter in der Lunge, chronische Bronchitis, eitriger Auswurf bei Asthma.

Zubereitung:
75 g Heckenrosenfrüchte (Hagebutten) und -blätter mit 150 g Honig in 750 ml Wein 5 Min. aufkochen, absieben, in eine Flasche abfüllen.

Anwendung:
2–3 × täglich ½ Tasse reinigt und heilt die Lunge. Kurdauer mehrere Monate lang bis zur Ausheilung.
2-wöchige Pausen nach je 4 Wochen Behandlung.

Aus der wissenschaftlichen Pflanzenheilkunde:
Heckenrosenfrüchte (Hagebutten) enthalten bis zu 10 Prozent fettes, ungesättigtes Samenöl, Gerbstoffe, bis zu 12 Prozent Eiweiße, Vitamine A und C, die zusammen eine heilende Wirkung bei Lungenentzündung und gegen Asthma ausüben. In den Blättern der Hagebutte findet sich Quercetin, ein in der Natur weitverbreiteter Naturfarbstoff mit antikarzinogener Wirkung. Quercetin wirkt als Radikalfänger.

Hildegard schreibt:

»Wer in der Lunge leidet, so dass die Lunge eitert, der nehme Heckenrosenzweige mit Blättern (samt Hagebutten in Wein), gebe nicht abgeschäumten Honig dazu und koche alles auf. Der Schaum wird immer wieder abgetrennt. Siebe alles ab und mache daraus einen Klartrunk. (Anm. ein Lautertrank ist bei Hildegard immer ein aus Honig und Wein hergestelltes Elixier: Das trinke oft täglich). Dadurch wird der Eiter entfernt, die Lunge gereinigt und ausgeheilt.«

Herz-Kur

Da einige Mittel insbesondere in Verbindung miteinander eine besondere und heilsame Wirkung auf das Herz haben, ist hier noch die sogenannte Herz-Kur in zwei Varianten aufgeführt.

Große Herz-Kur

Indikation:

Wirksames Herzmittel bei organischen Herzleiden, Herzschwäche, Herzschmerzen; Nachkur nach Herzinfarkt; Durchblutung der Herzmuskeln bei Herzmuskelschwäche; Universalmittel für Herz und Kreislauf.

Anwendung:

3 × täglich 3 Griechenklee-Tabletten vor und nach dem Essen, anschließend je 1 LG Fenchel-Trank. Zusätzlich 3 × täglich 2–3 Msp. Griechenklee-Pulver auf einem Stück Brot vor und nach den Mahlzeiten. Kurdauer 4–6 Wochen.

Kleine Herz-Kur

Indikation:

Universalheilmittel bei Herzschwäche, Herzschmerzen, Herzstichen ohne organische Herzbeteiligung, bei der Rehabilitation von Herzinfarkten, Müdigkeit, Übermüdung, Schlaflosigkeit, Kraftlosigkeit, zur Rehabilitation nach Grippeinfektion.

Anwendung:

1 × täglich nach dem Essen 1 Galgant-Tablette und danach 1 LG Petersilien-Elixier. Kurdauer 4–8 Wochen.

Zusatzhinweis:

Kann zur Stärkung des Herzens auch langfristig bis zu 6 Monate genommen werden.

Hirschzungen-Elixier

Decoctum Asplenii scolopendriae cp.

Inhaltsstoffe:

Hirschzungenfarnkraut, Wein, Honig, Zimtrinde, Langer Pfeffer.

Zusatzhinweis:

Das Elixier gibt es als Fertigprodukt in Flaschen zu kaufen, es ist jedoch auch sehr einfach selbst herzustellen aus der Fertigmischung Hirschzungen-Mischpulver, Wein und Honig.

Indikation:

Universalheilmittel bei jahrelanger Bronchitis; Lebermittel (chronischer Leber-Lungen-Husten); Universalheilmittel für sämtliche Hormondrüsen (Bauchspeicheldrüse, Schilddrüse); Burn-out-Syndrom, Chronic-Fatigue-Syndrom (CFS) mit Hormonmangel, Schlaflosigkeit, Muskel- und Gelenkschmerzen, Kopfschmerzen, Konzentrationsstörungen, Erschöpfung; Eileiter-, Eierstock-, Hoden-, Prostata-, Samenleiterentzündung; Diabetes; Blasenentzündung, Gallenblasenentzündung, Adnexentzündung; Ausfluss; Kinderwunsch.

Zubereitung:

Hirschzungenfarnkraut in 2 l Wein aufkochen, 150 g (8 EL) Honig hinzufügen, wieder aufkochen. Zimt und Langen

Pfeffer hinzufügen und nochmals aufkochen. Dann absieben und heiß in Flaschen abfüllen.

Anwendung:

In der 1. Woche 3 × täglich 1 LG nach dem Essen einnehmen, danach vor und nach jedem Essen 1 LG, bis Besserung eintritt.

Zusatzhinweis:

Nach Hildegard besteht zwischen Leber und Lunge ein enger funktioneller Zusammenhang, wobei die Leber die Energie für die Durchblutung der Lunge liefert. Wenn ein chronischer Husten nicht verschwinden will, steckt fast immer die Leber dahinter. Das Hirschzungen-Elixier hilft schlagartig, und der Husten verschwindet. Die Wirkung grenzt manchmal ans Wunderbare.

Ebenso großartig sind die Erfolge mit dem Hirschzungen-Elixier bei Hormonregulationsstörungen und beim Kinderwunsch. Das liegt eindeutig daran, dass durch dieses Elixier die Progesteronsynthese aktiviert wird. Ohne Progesteron gibt es keinen Eisprung und keine Zeugung. Progesteron ist für das Überleben des befruchteten Eis und des Embryos während der ganzen Schwangerschaft verantwortlich.

Viele glückliche Kinder sind nach einem Hildegard-Aderlass und einer darauf folgenden Hirschzungen-Kur von Müttern geboren worden, die wegen Hormonmangels ohne diese Hilfe keine Kinder hätten bekommen können. Es handelt sich bei diesem Problem grundsätzlich immer um eine Funktionsstörung der Follikelzellen im Eierstock, verursacht durch Stress, Mangelernährung oder Toxine, die zu einem Progesteronmangel und einem Östrogenüberschuss führt. Die Natur möchte verhindern, dass eine gestresste, mit Toxinen vergiftete und schlecht ernährte Frau auch noch schwanger wird. Eine gute Hildegard-Ernährung mit frischem Gemüse, Kräutern und Gewürzen, die Phytohormone enthalten, ein reinigender Hildegard-Aderlass sowie diese Hirschzungen-Kur sind in der Lage, den Progesteronmangel zu beseitigen und eine Schwangerschaft zu ermöglichen.

Aus der wissenschaftlichen Pflanzenheilkunde:

Hirschzungenfarn enthält immunstimulierende Polysaccharide, Schleim- und Gerbstoffe sowie Bioflavonoide, die durch Stress ausgelöste freie Radikale beseitigen können. Langer Pfeffer regt aufgrund seiner Scharfstoffe und des Senföls die Wärmerezeptoren und die Sekretion der Schleimhäute an. Dadurch kommt es zu einer besseren Durchblutung und einer vermehrten Sekretion aller Drüsen. So kann der Lange Pfeffer bei Hormonregulationsstörungen und bei Schwächeerscheinungen der Leber, Lunge und der Verdauungsorgane helfen. Zimt wirkt in erster Linie als Gewürz bei Appetitlosigkeit und einer Schwäche der Sekretion aller endokrinen Drüsen, vor allem der Ovarien, zur Stimulation der Progesteronsynthese sowie der Bauchspeicheldrüse, so dass er auch zur Aktivierung von Insulin bei Diabetes nützlich sein kann. In der Volksheilkunde wird er auch zur Anregung der Menstruation eingesetzt. Das Zimtöl verhindert das Wachstum von Bakterien und Pilzen. Im Zimt sind

Phytohormone enthalten, mit denen man die klassischen Beschwerden durch Hormonschwankungen lindern kann.

Eigene Zubereitung Gewürzmischung:

12 g Hirschzungenfarnkraut, getrocknet oder frisch
40 g Zimtrinde
10 g Langer Pfeffer

Hildegard schreibt:

»Die Hirschzunge hilft der Leber, der Lunge und bei schmerzhaften Eingeweideleiden. … Das Hirschzungen-Elixier hilft der Leber, reinigt die Lunge und heilt die schmerzenden Eingeweideleiden, beseitigt innere Eiterungen und Verschleimung.«

Hirschzungenfarn-Pulver

Herba Asplenii scolopendriae pulvis

Inhaltsstoff:

Sonnengetrocknetes Hirschzungenfarnkraut.

Indikation:

Unfallschock, auch nach jeder Operation, Schädeltrauma, Gehirnerschütterung, Kopf- und Brustschmerzen.

Anwendung:

Nach einem Unfall oder nach einer Operation: 1 TL in ½ Glas warmem Rotwein einnehmen, alle 2 Std. wiederholen. 3 Tage lang, bei schweren Unfällen 3 Wochen und länger.
Bei Kopfschmerz: 2 Msp. vor und nach dem Essen aus der Hand auflecken. (Diese Anleitung hat laut Hildegard ihren Sinn und sollte wörtlich befolgt werden.)

Zusatzhinweis:

Nach einem Schädeltrauma können noch nach Jahren »unerklärliche« Kopfschmerzen und andere Spätfolgen auftreten, die man auf die hier beschriebene Weise behandeln kann. Auch Operationen – vor allem mit Blutverlust und Narkose – sind ein Schock!
Das Pulver kann man auch bei allen anderen Schmerzen einsetzen.
Achtung: Hirschzungenfarn-Pulver nie bei Bewusstlosigkeit »einflößen«!

Ingwer-Mischpulver

Rhizoma Zingiberis pulvis cp.

Inhaltsstoffe:
Ingwer-Pulver, Zitwer-Pulver, Galgant-Pulver

Indikation:
Magenleiden, Magenschmerzen, Nabelkoliken, Gastritis, Kolitis, besonders Oberbauchschmerzen, Magen- und Zwölffingerdarmgeschwür, Verdauungsstörungen.

Zubereitung:
10 g Ingwer-Pulver, 5 g Zitwer-Pulver und 20 g Galgant-Pulver vermischen.

Anwendung:
2–4 Msp. in ½ Glas Rotwein 3 × täglich nach dem Essen und vor dem Schlafengehen, bis die Magenschmerzen verschwinden. Kurdauer 2–4 Monate.

Aus der wissenschaftlichen Pflanzenheilkunde:
Die Ingwerwurzel (*Zingiber officinale* Rosc.) wird in der Volksmedizin seit Jahrtausenden gegen entzündliche Erkrankungen, Rheuma, Seekrankheit und Kopfschmerzen eingesetzt. Heute beweisen zahlreiche wissenschaftliche Studien, dass diese Wirkung von den Scharfstoffen des Ingwers, u. a. Gingerol, erzeugt wird. Diese Scharfstoffe, die übrigens auch im Galgant vorkommen, werden von der Darm-

schleimhaut resorbiert und hemmen die Prostaglandinsynthese im Blut um mehr als 50 Prozent. Das bedeutet 50 Prozent weniger Entzündungen und 50 Prozent weniger Schmerzen!

Vermutlich wirken auch die Scharfstoffe im Ingwer und Galgant gegen Brechreiz und Übelkeit, indem sie die Serotoninausschüttung im Magen-Darm-Trakt verhindern. Serotonin ist als Neurotransmitter und Hormon dafür verantwortlich, Angst und Brechreiz auszulösen, wobei der Brechreiz auch ein wichtiger Abwehrmechanismus ist, um den Körper vor toxischen Substanzen zu schützen. Fast alle chemischen Arzneimittel lösen Übelkeit und Erbrechen aus. Ingwer ist in der Lage, Drehschwindel, Erbrechen, kalten Schweiß und Übelkeit zu verhindern. Diese Wirksamkeit wurde auch beim postoperativen Erbrechen, bei Seekrankheit und nach einer Chemotherapie festgestellt. Ingwer wird daher als prophylaktisches Mittel gegen Übelkeit und Erbrechen bei Chemotherapie eingesetzt. Unerwünschte Wirkungen wurden nicht beobachtet.

Das ätherische Öl des Ingwers enthält mehr als 160 hochwirksame Wirkstoffe, wie z. B. Campher, Zingiberen und Curcumen mit einer starken antibakteriellen und fungiziden Wirkung.

Außerdem finden sich in der Ingwerwurzel Antioxidantien, Anthocyanide und Stärke. Ingwer ist auch noch in der Lage, den Blutzucker- und Cholesterinspiegel zu senken. Wie bei Galgant konnte eine positiv stärkende Wirkung auf den Herzmuskel festgestellt werden, wobei die Herzmuskelkontraktionskraft angeregt wird.

Bei Allergikern senkt Ingwer die Freisetzung von Histamin. Ingwer verhütet obendrein noch die Embolie- und Thrombosegefahr durch die Aggregationshemmung der Thrombozyten, ohne dabei die Blutgerinnung zu beeinflussen. Diese Wirkung konnte in klinischen Studien bestätigt werden. Ingwer bewirkt eine deutliche Reduktion von Gastritis, Magengeschwüren und Magenblutungen und bestätigt die Anwendung von Ingwer-Mischpulver in der oben angegebenen Indikation. In Asien wird Ingwer als stärkstes Immununterstützungsmittel bei Erkältungen und Grippe eingesetzt.
Es besteht kein Zweifel, dass Ingwer zu den wertvollsten und wirksamsten Universalheilmitteln gehört, weshalb er als Hauptwirkstoff in Hildegards Wasserlinsen-Elixier zur Verhütung von Abwehrschwäche und Krebs eingesetzt wird.

Iriswurzel-Mischpulver (»Nerven-Wurzelpulver«)

Pulvis Rhizoma Iridis com.

Inhaltsstoffe:

Iriswurzel, Breitwegerichwurzel, Muskatnuss, Galgantwurzel.

Indikation:

Gehirnleiden, »Amentia« (Unsinnigkeit), Schizophrenie, Psychose, Neurose, Schlaflosigkeit, Erschöpfungssyndrom.

Anwendung:

Täglich einen TL ins Habermus für ein bis drei Monate.

Aus der wissenschaftlichen Pflanzenheilkunde:

In der Iriswurzel der deutschen Schwertlilie, lat. *Iris germanica,* befinden sich zahlreiche nach Veilchen duftende ätherische Öle, die eine harmonisierende Wirkung auf das limbische System – die emotionale Machtzentrale des Gehirns – ausüben. Weitere Isoflavonoide haben eine stressbeseitigende Wirkung als Antioxidans. Iriswurzeln haben außerdem spasmolytische und relaxierende Eigenschaften, die das zentrale Nervensystem in Stresssituationen stabilisieren. Phytohormone mit progesteronähnlicher Wirkung vom Typ Sitosterol helfen bei seelischen und neurologischen Beschwerden wie Depression, Angst, Unruhe, Stimmungsschwankungen, Reizbarkeit, Konzentrationsstörungen und Erschöpfungszuständen. Die Breitwegerichwurzel, lat. *Radix Plantago major,* enthält wertvolle Iridoid-Zuckerverbindungen mit antibakteriellen Eigenschaften. Breitwegerich hat außerdem hepatoprotektive Eigenschaften, wobei sich im Tierversuch die erhöhten Leberwerte normalisierten. Darüber hinaus konnte eine antikanzerogene Wirkung beobachtet werden, bei der die Tumorrate von 87 auf 33 Prozent sinkt.

Galgantwurzeln enthalten 1,8–4,5 Prozent ätherische Öle, davon bis zu 25 Prozent Eugenol mit antimikrobiellen, krampflösenden und durchblutungsfördernden Eigenschaften.

Die Muskatnuss, lat. *Myristica fragrans* Hout., enthält zahlreiche ätherische Öle, davon bis zu 50 Prozent Myristicin sowie Eugenol. Dadurch hat Muskatöl starke antibakterielle und entzündungshemmende Eigenschaften, die eine Wirksamkeit bei Verdauungsstörungen, Durchfall, aber auch bei Rheuma, Neuralgien und Ischiasschmerzen ausüben. Die Muskatnuss hat psychotrope, stimulierende und stimmungsaufhellende Eigenschaften, allerdings tritt bei Überdosierung von fünf Muskatnüssen am Tag eine narkotisierende Wirkung mit Erbrechen, Schlafsucht, Kopfschmerzen und epileptischen Krämpfen auf.

Bei dieser Anwendung von Iriswurzel-Mischpulver sind bisher noch keine derartigen Wirkungen aufgetreten.

Eigene Zubereitung:

Iriswurzel-Pulver getrocknet 10 g
Breitwegerichwurzel-Pulver 10 g
Galgantwurzel-Pulver 60 g
Muskat-Pulver 30 g
alles miteinander mischen

Jaspis-Stein

Lapis Jaspis

Indikation:

Universalmittel für das Herz; gegen Schmerzen aller Art, »Schrittmacher« bei stressbedingten Herzrhythmusstörungen, Herzrasen und bei akuten rheumatischen Herzschmerzen; Schmerzen durch Hexenschuss, Ischialgie, Nervenschmerzen, Trigeminusschmerzen, Kopfschmerzen; einseitiges Taubwerden, Gichtschmerzen; zur Stärkung des Intellekts und der Konzentration; Jaspis, in der Hand gehalten, erleichtert die Geburt.

Anwendung:

Bei Herzbeschwerden: Den kalten Flachstein (»Indischer Roter Blut-Jaspis«, 6 cm Durchmesser, 0,6 mm dick, geschliffen und einseitig poliert) ca. 10 Min. über die schmerzende Hautstelle drücken, bis er warm ist. Den Stein wieder auskühlen lassen und, wenn nötig, noch 2–3 × wiederholen. Bei anhaltenden starken Schmerzen sofort ärztliche Hilfe aufsuchen.

Bei Ischialgie: 3 Tage und Nächte mit Leukosilk (medizinische Seide) über den Schmerzpunkt kleben.

Bei der Geburt: Jaspis in der Hand halten, das öffnet leichter die Geburtswege.

Zusatzhinweis:

Alle Edelsteine haben ein Kristallgitter, auf dem in ganz präzisen Abständen Atome angeordnet sind und eine Gitterschwingung ausüben, die sie nach außen über die Haut an ganz spezielle Organe abgeben können, um sie zu aktivieren. Jaspis wirkt auf das Nervensystem und auf das natürliche Schrittmacherzentrum des Herzens, das die Herzfrequenz steuert. Er beruhigt das aus dem Rhythmus geratene, nervöse Herz, was sogar im EKG beobachtet werden kann! Ein Jaspis-Stein sollte in keiner Hausapotheke fehlen!

Kalbsfußknochen-Brühe

Indikation:
Entzündungshemmung und Regeneration der gesamten Schleimhaut bei Magen- und Darmentzündungen. Zum optimalen Wachstum von Finger- und Fußnägeln, bei Haarausfall.

Aufgrund ihrer Inhaltsstoffe ist Kalbsfuß-Brühe gleichzeitig ein wertvolles Lebensmittel und ein universal wirksames Arzneimittel:

1. Entzündungshemmung und Regeneration: Kalbsfuß-Brühe repariert die gesamte Schleimhaut bei Magen- und Darmentzündungen und beseitigt, wie Hildegard schreibt, Schmerzen und Entzündungen: Hals-, Speiseröhren- und Magenentzündungen, Colitis, Morbus Crohn, Irritables Darmsyndrom (Reizdarm), entzündeter poröser Darm (Leaky-Gut-Syndrom) und selbst blutende Hämorrhoiden.
2. Entzündungen und Schmerzbeseitigung bei allen Knochenentzündungen: Arthritis, Polyarthritis, Arthrose, entzündetes oder schwaches Bindegewebe, Blasenentzündung und Gelenkschmerzen.
3. Bei Krebs verhütet Kalbsfuß-Brühe die Bildung von Versorgungsleitungen (Gefäßen), so dass sich der Tumor nicht mehr versorgen kann.
4. Anti-Angiogenese-Hemmer: Dieses natürliche Anti-

krebsmittel geht auf ein Eiweiß zurück, das sich im Knorpel befindet: Diese Antiangiogenesis Factors (AAFs) wurden von der Firma Hoffmann LaRoche als Medikament Avastin® künstlich hergestellt und entwickelt, das in der Krebstherapie eingesetzt einen jährlichen Umsatz von 4,5 Milliarden US-$ hat. Allerdings hat Avastin® lebensgefährliche Nebenwirkungen und ist in Amerika sehr umstritten.

5. Zum optimalen Wachstum von Finger- und Fußnägeln, bei Haarausfall.
6. Allergieneigung, Nahrungsmittelallergie bei Dysbakterie und Magen-Darm-Krankheiten.

Zusatzhinweis:

Die Kalbsfußknochen-Brühe enthält folgende Wirkstoffe mit einer zuverlässigen Wirksamkeit:

1. Sämtliche 12 Mineralien und Spurenelemente mit einer optimalen Bioverfügbarkeit, d.h. Aufnahmefähigkeit im Körper: u.a. Kalzium, Silizium, Magnesium, Natrium, Kalium, Schwefel, Phosphorsalze in einem Kollagengemisch. Bei der üblichen Osteoporose-Therapie mit Unmengen von Kalzium und künstlichem Vitamin D fehlt Kollagen, die Knochen werden hart und brechen umso leichter. Knochen bestehen aus Mineralien, die die Knochen hart wie Stein machen würden, wenn sie nicht durch Kollagen biegsam, geschmeidig und funktionsfähig gehalten würden.
2. Gelatine, Kollagen mit den Zuckereiweißverbindungen

(Glykosaminoglykanen) Chondroitinsulfat, Hyaluronsäure mit einer optimalen Bioverfügbarkeit. Im Vergleich dazu werden die Nahrungsergänzungsstoffe nur sehr wenig aufgenommen, kosten ein Vermögen und helfen wenig.

3. Gelatine, Kollagen zur Entgiftung des Körpers.
   Gelatine hat den höchsten Gehalt der einfachsten Aminosäure Glycin (27%).
   Durch Verknüpfung mit Glycin entgiftet der Körper alle anfallenden Stoffwechselendprodukte, macht sie wasserlöslich, wodurch sie über die Haut durch Schwitzen, durch die Galle und von den Nieren ausgeschieden werden können. Gelatine ist wie ein medizinisches Pflaster, das sich über einen entzündeten Magen-Darm-Trakt legt, wodurch die entzündete Schleimhaut ausheilen kann.

Kalbsfußknochen-Brühe enthält alles, was der Mensch zum Aufbau von Bindegewebe, Knochen, Knorpeln und Gelenken braucht. Sie ist hervorragend geeignet in der Schwangerschaft, für Säuglinge, die keine Milch vertragen, nach dem Abstillen zur Bereitung von Speisen, im Wachstum zur Kräftigung von Knochen und Gelenken; außerdem zur besseren Heilung bei Knochenbrüchen und zur Verhütung von Osteoporose.
Zu Recht kann man die Kalbsfußknochen-Brühe, wie auch den Dinkel, als Universalheilmittel bezeichnen.

Zutaten:
1 Kalbsfuß, vom Metzger in Scheiben gehackt, Wasser, ½ Tasse Weinessig, 2–3 Möhren, ¼ Sellerieknolle, 1 Petersilienwurzel, 1 Fenchelknolle, 1 große Zwiebel mit Schale (evtl. mit Lorbeer und Nelken gespickt), 3 Knoblauchzehen, Salz, nach Belieben Bertram, Galgant, Ysop, Muskat, Griechenklee-Mischpulver.

Zubereitung:
Gemüse waschen und putzen. Kalbsfußscheiben im Topf knapp mit kaltem Wasser bedecken und zum Kochen bringen, 3 Min. kräftig sprudeln lassen, um die Knochen zu blanchieren (dient der Säuberung – die Brühe wird dadurch klarer). Dann die Knochen in ein Sieb abgießen und den Schaum abspülen.
Erneut mit Wasser (3 – 4 l) ansetzen, dazu Salz und/oder gekörnte Gemüsebrühe, anschließend mindestens 2 – 3 Std. köcheln lassen (es dürfen sogar bis zu 12 Std. sein). Gegen Ende der Kochzeit, ca. 30 Min. vorher, Gemüse sowie alle übrigen Zutaten zufügen. Brühe absieben.
Wenn die Brühe erkaltet ist, geliert sie. Am besten portionieren und im Kühlschrank aufbewahren. Im Tiefkühlschrank ist die Brühe mehrere Monate haltbar.

Anwendung:
Kurmäßig mehrere Wochen lang täglich etwa 150 – 200 ml Brühe trinken. Kann auch mit Grießklößchen, Dinkelflocken, Nudeln, in einer Soße oder als Gemüsesuppe serviert werden.

Hildegard schreibt:

»Wer in seinen Gelenken und Gliedern stechende Schmerzen hat und auch Magen-Darm-Schmerzen, esse oft und reichlich abgekochte Kalbsfuß-Brühe. Das räumt mit den Stichen und Schmerzen auf.«

Kalmus-Mischpulver

Rhizoma Acori calami pulvis cp.

Inhaltsstoffe:
Kalmuswurzel-Pulver, Bertramwurzel-Pulver, Zimt-Pulver.

Indikation:
Universal-Gesundheitsmittel, verhütet generell alle schweren Krankheiten, sorgt für rasche Rekonvaleszenz nach schweren Krankheiten; bei Appetit- und Verdauungsstörungen; »wer krank ist, wird gesund«.

Anwendung:
1–3 × täglich ½ TL auf Dinkelbrot, in Suppe oder in warmen Wein geben.

Aus der wissenschaftlichen Pflanzenheilkunde:
Ich habe lange gesucht, was Hildegard mit Byverwurtz beschrieb, und kam schließlich auf die Kalmuswurzel, die in Bächen wächst und von Bibern gefressen wird. Kalmus (*Acorus aromaticus* L. Garz. var. *calamus*) ist eine traditionelle Medizin- und Gewürzpflanze und wird auch als »Deutscher Ingwer« bezeichnet.
Kalmuswurzel kann überhöhte Cholesterin- und Blutfettwerte um 40–60 Prozent senken. Durch Amphetamin ausgelöste Stresskrämpfe können durch Kalmuswurzel reduziert werden. Ebenso können Magengeschwüre und Gallensteinbildung durch Kalmuswurzel reduziert werden.

Weltweit wird die Kalmuswuzel in verschiedenen Zubereitungen bei Erkältungen, gegen Magen-Darm-Schmerzen, bei Schwächeanfällen, gegen Rheuma, Muskel- und Knochenschmerzen, bei Zahnfleischentzündungen, Kopfschmerzen und Atemwegsbeschwerden eingesetzt. Es gibt kaum eine Krankheit, die nicht mit Kalmuswurzel behandelt werden kann, wodurch die Hildegard-Angaben bestätigt werden.

Eigene Zubereitung Kräutermischung:
50 g Kalmuswurzel-Pulver
25 g Bertramwurzel-Pulver
25 g Zimt-Pulver

Hildegard schreibt:
»Kein Mensch meide dieses Pulver, denn wenn er gesund ist und dieses Pulver täglich isst, wird er nicht lange krank im Bett liegen, und wer krank ist, wird gesund werden.«

Königskerzen-Mischkräuter

Flores Verbasci et Fructus Foeniculi

Inhaltsstoffe:
Königskerze, Fenchel.

Indikation:
Heiserkeit, Erkältung, Halsentzündung (akute Laryngitis); bei akuter Heiserkeit ist das Mittel sehr wirksam.

Zubereitung Königskerzen-Wein:
5 EL der Kräutermischung in 1 l Wein 3 Min. kochen und absieben. In der Thermosflasche aufbewahren.

Anwendung:
Über den Tag verteilt trinken: stündlich 1 LG oder 4 × täglich ½ Tasse. Bei Kindern gibt man stündlich 2 EL, bei Kleinkindern (ab dem 3. Lebensjahr) stündlich 1 TL. Nach 2–3 Tagen muss die Heiserkeit behoben sein, und das Mittel kann abgesetzt werden.

Aus der wissenschaftlichen Pflanzenheilkunde:
Vor allem enthalten Königskerzenblüten ca. 3 Prozent Schleimstoffe, dazu Saponine, pflanzliche Phytohormone, die eine ähnliche Wirkung entfalten wie das natürliche Progesteron, wenn auch weniger intensiv. Sie sind daher in der Lage, Entzündungen zu hemmen und Schleimhautschäden zu reparieren. Darüber hinaus enthalten Königskerzen

Bioflavonoide als Antioxidantien und wenig ätherische Öle, weshalb man die Pflanze als reizminderndes Mucilaginosum bei hochentzündeten Schleimhäuten wie auch als mildes auswurfförderndes Hustenmittel (Expektorans) einsetzen kann. Zusammen mit den antioxidativen Bioflavonoiden ist die Königskerze für die oben beschriebenen Indikationen bestens geeignet.

Eigene Zubereitung Kräutermischung:
50 g Königskerze
50 g Fenchel

Kornelkirschen-Marmelade

Fructus Corni maris

Indikation:

Gastritis, Allergie, Magenempfindlichkeit.

Zubereitung:

Kornelkirschen entsaften oder 1 kg Kornelkirschen in 2 Tassen Wasser kochen und anschließend passieren. Das Fruchtfleisch mit Gelierzucker 1:1 zu Marmelade aufkochen und steril in Gläser abfüllen.

Anwendung:

Mehrmals täglich 1 TL auf Dinkelbrot; besonders gut für magenempfindliche Allergiker.

Aus der wissenschaftlichen Pflanzenheilkunde:

Die Gattung der Kornelkirsche (*Cornus* L.) umfasst 46 Arten. Die knallroten süßsauren Früchte haben eine adstringierende (zusammenziehende) und entzündungshemmende Wirkung bei chronischen Schleimhautentzündungen des Rachens, der Speiseröhre und des Magens. Die Früchte enthalten Anthocyane, die als Vitamin P entzündete und poröse Schleimhäute reparieren. Wegen des Vitamin-C-Gehalts eignen sich Kornelkirschen auch zur Behandlung der stressbedingten Gastritis, wie bereits von Hildegard beschrieben.

Krauseminze-Saft

Succus Menthae crispae

Inhaltsstoffe:

Krauseminze-Urtinktur, Wein.

Indikation:

Rheumaschmerzen, Bindegewebsrheuma (nicht Gelenkrheuma!), Wanderrheuma, Gicht, pseudorheumatische Weichteilschmerzen, Neuralgie, unruhige Beine.

Anwendung:

4 Wochen lang je 1 LG vor dem Frühstück, abends nach dem Abendessen, nachts vor dem Schlafengehen.

Aus der wissenschaftlichen Pflanzenheilkunde:

Krauseminzeblätter enthalten bis zu 2,5 Prozent ätherisches Öl, das etwa 50 Prozent Carvacron enthält. Krauseminze eignet sich auch zur Behandlung von Blähungen und Verdauungsbeschwerden. Da Krauseminze im Vergleich zu Pfefferminze kein Menthol enthält, wird sie sowohl von Kindern als auch von Magenkranken mit Sodbrennen besser vertragen.

Eigene Zubereitung Krauseminze-Saft:

100 ml Krauseminze-Urtinktur (Apotheke) mit 400 ml Wein vermischen.

Krauseminze-Pulver

Herba Menthae crispae pulvis

Inhaltsstoff:
Pulverisierte Blätter.

Indikation:
Stuhlverstopfung, für eine gute Verdauung.

Anwendung:
1–3 Msp. Pulver als Gewürz zu allen Speisen verwenden: Gemüse, Fleisch, Fisch, Rührei, Pfannkuchen, Habermus und Suppen. Regelmäßig anwenden.

Zusatzhinweis:
Als Tee im Sommer kalt oder warm ein hervorragendes Erfrischungsgetränk. Besser als Pfefferminztee, denn da Krauseminze kein Menthol, sondern – so wie auch Kümmel – Carvacron enthält, hilft der Tee bei Verdauungsstörungen, Gastropathie, chronischen Erkrankungen der Gallenwege, abnormen Gärungszuständen im Darm, bei Dysbakterie und chronischen Pankreasentzündungen.

Kubebenpfeffer

Fructus Piperi cubebae

Inhaltsstoff:
Ganze Kubebenpfefferkörner.

Indikation:
Gehirnfunktionsmittel, Traurigkeit, Klimakterium, bei sexueller Überstimulation sowie übermäßiger Libidoenergie (transformiert sexuelle in körperliche Leistungsfähigkeit, Genialität und Spiritualität), schwachen Nerven, chronischer Müdigkeit, Lernschwäche, Prüfungsstress, manisch-depressiven (bipolaren) Schwankungen.

Anwendung:
Täglich 4–8 Stück nach den Mahlzeiten kauen; 1 Stück stündlich bei Depressionen, Traurigkeit oder klimakterischen Beschwerden, bis zur Besserung; mehrmals täglich 3 Stück für ein klares Denken.

Aus der wissenschaftlichen Pflanzenheilkunde:
In den Früchten sind bis zu 18 Prozent ätherische Öle als Terpene enthalten. Weitere wichtige Inhaltsstoffe sind bis zu 12 Prozent fettes Öl, Harze und Cubebinsäure. Die Cubebinsäure hat eine antiseptische, entzündungshemmende und antibakterielle Wirkung, weshalb sie auch bei Erkrankungen der Harnwege und bei Bronchitis eingesetzt werden kann. Kubebenpfeffer hat einen sehr angenehmen, aromatisch er-

frischenden Geschmack nach Menthol, Zitronenblüten und Eukalyptus. Zusammen mit den wachstumsfördernden Phytohormonen hat der Kubebenpfeffer eine anregende Wirkung auf die Gehirnleistung, die Konzentration und das Wohlbefinden.

Hildegard schreibt:

»Isst jemand Kubebe, so wird die übertriebene Sexualität gemäßigt. Kubebe führt zu einem fröhlichen Geist, einem scharfsinnigen Verstand und zu reinem Wissen.«

Lavendel-Maske (Virita® Lavendel Purgations-Maske)

Lavandula latifolia

Inhaltsstoffe:

Aqua, Kaolin, Lavendel, Sonnenblumenöl, orientalisches Amberbaumharz, Lecithin, Hectorit, Gänseblümchen, Steinklee, schwarzer Holunder, Thymian, Schafgarbe, natürliche Sorbinsäure, Jojobaöl, Parfüm ätherischer Öle, Molke, Quendel, Dinkelextrakt (alles aus kontrolliert biologischem Anbau oder Wildpflanzensammlung).

Indikation:

Unreine Haut, Akne, Mitesser, Neurodermitis, Psoriasis, Geschwüre, Pickel, Warzen, Herpes.

Anwendung:

Maske dick im ganzen Gesicht auftragen, Augen frei lassen. 30 Min. einwirken lassen. Mit reichlich lauwarmem Wasser abspülen. Pickel, Mitesser und Unreinheiten täglich vor dem Schlafen mit der Maske betupfen. Die ganze Nacht einwirken lassen, morgens abduschen.

Zusatzhinweis:

Diese Maske ist eine Erlösung für alle, die von Pickeln und Akne geplagt sind. Lavendelöl dringt sehr rasch durch alle drei Hautschichten und sorgt für eine gute Durchblutung und Erwärmung der Haut. Alle Verunreinigungen in der

Haut werden aufgelöst und wegtransportiert. Die Purgations-Maske erwärmt die verstopften Talgdrüsen und erleichtert die narbenlose und natürliche Entleerung der Pickel. Dadurch verschwinden Aknepickel, Mitesser, aber auch Altersflecken auf natürliche Weise.

Aus der wissenschaftlichen Pflanzenheilkunde:

Lavendel hat beruhigende, schmerzlindernde und wundheilende Eigenschaften. Das Lavendelöl mit antibakterieller, antiviraler und antiseptischer Wirkung hilft bei der Behandlung von Akne, Geschwüren und Abszessen. Quendel oder wilder Feldthymian sorgt für eine gute Hautdurchblutung und für die Reinigung aller drei Hautschichten, so dass die Heilung von innen ablaufen kann. Als Maske aufgetragen, dringt der Quendel optimal in die Haut ein und ist generell zur Behandlung von allen Hauterkrankungen, besonders Neurodermitis, Akne und Schuppenflechte geeignet.
Schafgarbe ist das beste Wundheilmittel der Hildegard-Heilkunde, da sie gegen innere und äußere Verletzungen schützt. Das Schafgarbenöl ist eine kostbare, wohlriechende Rarität. Von besonderer Bedeutung für die Wirkung der Schafgarbe sind die 156 Bioflavonoide, die sowohl als Antioxidantien stressbedingte Sauerstoffradikale beseitigen als auch brüchige Kapillaren und Gefäße reparieren und abdichten können.
Lavendel wirkt beruhigend auf das Nervensystem. Der Duft der Lavendelblüten kann die Psyche entkrampfen und die Schlaffähigkeit fördern. Äußerlich aufgetragen, kann Lavendel juckende, gereizte Haut entspannen und den Juckreiz lindern.

Lavendel-Öl

Oleum lavandulae

Indikation:

Präkanzerose, Krebs.

Anwendung:

Bei einer Krebserkrankung die betroffenen Stellen bzw. Körperregionen mit Lavendelöl einreiben. Insbesondere nach einer Chemotherapie ist es für Kranke besonders unterstützend, den ganzen Körper mit Lavendelöl einzureiben.

Zusatzhinweis:

Lavendelöl (Speik-Lavendel) ist in der Lage, die Toxizität von Giftstoffen, z. B. aus Tumoren oder Metastasen, herabzusetzen. Eine Wirkung, auf die bereits Hildegard beim Krebsleiden hingewiesen hat: Sie empfiehlt, den Duft des Echten-Lavendel-Öls einzuatmen und die entsprechenden Körperstellen mit Lavendelöl einzumassieren, und die Krebserreger (»pediculli«) werden sterben.

Aus der wissenschaftlichen Pflanzenheilkunde:

(Speik-)Lavendelöl hemmt das Tumorwachstum um 22 Prozent und dessen Metastasierung um 58 Prozent, eine Wirkung, auf die bereits Hildegard hingewiesen hat. Es verhindert die vorzeitige Zerstörung von roten Blutkörperchen.

Lavendel-Wein

Decoctum Lavandulae spicae

Indikation:

Atemnot bei Leber- oder Lungenschaden, Herzinsuffizienz, Lungenstau mit oder ohne Wasseransammlung, verbessert die Gehirnleistung.

Zubereitung:

3 EL (20 g) Speik-Lavendel-Blüten (wilde Lavendelblüten) in 1 l Wein 5 Min. aufkochen, absieben. In einer Thermoskanne warm halten.

Anwendung:

3 × täglich lauwarm 1–2 LG, Kurdauer 2–4 Monate.

Zusatzhinweis:

Der Lavendel-Wein führt auch zu geistiger Klarheit und höherer Erkenntnis (»Gelehrtenmittel«).

Aus der wissenschaftlichen Pflanzenheilkunde:

Hildegard unterscheidet in ihrer *Physica* wilden Speik-Lavendel (*Lavandula spica* L. var. *latifolia*) vom Echten Lavendel (*Lavandula angustifolia* Mill.). Beiden gemeinsam sind die ätherischen Öle, die dem Lavendelöl beruhigende Eigenschaften verleihen. Aufgrund der schleimlösenden Eigenschaften von Speik-Lavendel-Öl ist dessen Einsatz bei der Behandlung der Bronchitis zu verstehen.

Leinsamen-Kompressen

Cataplasma Semen Lini

Indikation:

Brandwunden 2. Grades, Verbrühungen, Sonnenbrand, Strahlenschäden, Gürtelrose.

Anwendung:

3 EL Leinsamen in 1 l Wasser kochen, sofort absieben. Ein steriles (d. h. frisch gebügeltes) Leinentuch mit dem Leinsamenschleim tränken und warm auf die Brandwunden legen. Wenn ausgetrocknet, sofort eine neue Kompresse auflegen.

Zusatzhinweis:

Durch die Leinsamen-Kompressen wird das verbrannte Gewebe schonend aus der Brandwunde entfernt, und die Wunde kann narbenlos abheilen. Die Schmerzlinderung setzt rasch ein, die Heilung erfolgt fast narbenfrei. Eine zusätzliche Antibiotikabehandlung ist wegen der guten Wundheilung meist nicht erforderlich.

Aus der wissenschaftlichen Pflanzenheilkunde:

Die Leinsamen enthalten Zellulose, Schleimbildner, fettes Leinsamenöl sowie Eiweiß und üben als feuchtwarme Kompresse eine schleimhautschützende, resorbierende Wirkung für verbranntes, abgestorbenes Gewebe aus. Übrigens: Leinsamen und Leinsamenöl sind Mineralien- und Vitaminräuber und sollten niemals innerlich eingenommen werden!

Liebstöckel-Saft

Succus Levistici

Inhaltsstoffe:
Liebstöckel-Frischsaft, Eier, Wein

Indikation:
Schwache Monatsregel, prämenstruelle Beschwerden, regt die Monatsblutung an, für die melancholische Frau, die vor Regelbeginn meist große Beschwerden hat.

Zubereitung:
2 Eier werden in Gemüse oder Hühnerbrühe verquirlt, 125 ml Wein hinzufügen, 2 EL Liebstöckel-Frischsaft und 3–4 EL Sahne dazugeben. Alles zusammen kochen.

Anwendung:
Täglich für 8–10 Tage vor Beginn der zu erwartenden Regel vor und nach den Hauptmahlzeiten ½–1 Tasse voll.

Zusatzhinweis:
Zusätzlich empfiehlt sich unbedingt ein Hildegard-Aderlass. Daneben ist es ratsam, auf Folgendes in der Ernährung zu achten: Zu meiden sind Rindfleisch, Rohkost und kohlensäurehaltiges Mineralwasser. Gut sind Wein und zarte süße Speisen. Verhaltener Monatsfluss gilt nach Hildegard als Ursache vieler späterer Frauenleiden, u.a. Brustkrebs und Rheuma.

Aus der wissenschaftlichen Pflanzenheilkunde:

Im Liebstöckel sind Phytohormone enthalten, mit denen man die klassischen Beschwerden der Östrogen-Dominanz lindern kann: Progesteronmangel, Hitzewallungen, Schlaflosigkeit, depressive Verstimmungen sowie trockene Haut und Schleimhaut. Liebstöckel hat einen suppenkrautähnlichen Geschmack und Geruch, der ihm den Namen »Maggikraut« eintrug. Aus den Wurzeln kann man ätherische Öle isolieren, die eine stark harntreibende Wirkung haben. Liebstöckel erhöht den Progesteronspiegel, wodurch, wie bei Hildegard beschrieben, die zu schwache Monatsblutung angeregt wird.

Zubereitung Liebstöckel-Eidotter-Suppe

2 Eier in eine klare Hühnerbrühe quirlen. 3–4 EL saure Sahne oder Schmand, ½ Glas Bio-Wein und 2 EL Liebstöckel-Saft hinzufügen.

Liebstöckel-Wickel

Compressa Herba Levistici

Indikation:

Struma (Kropf), Schilddrüsenschwellung mit und ohne Knoten, Halsdrüsenschwellung, Kloßgefühl.

Zubereitung:

50 g Liebstöckelblätter und 75 g Gundelrebenblätter 3 Min. in 250 ml Wasser kochen, Kräuter absieben.

Anwendung:

Die Kräuter warm 1 Std. als Kompresse mit einer Mullbinde um den Hals binden (»Kropfwickel«). 4 Wochen lang täglich anwenden, bis die Schwellung zurückgeht.

Zusatzhinweis:

Die Schilddrüse befindet sich im Bindegewebe und steht wie alle innersekretorischen Drüsen mit den ableitenden Venen in Verbindung. Bei der nichtentzündlichen, gutartigen Schilddrüsenvergrößerung handelt es sich um eine Vermehrung bestimmter Bindegewebszellen, in die Blutgefäße eindringen können. Dadurch ensteht der Kropf. Der Kropf ist der verzweifelte Versuch der Schilddrüse, die Schilddrüsenhormonproduktion aufrechtzuerhalten, die durch die Östrogen-Dominanz unterdrückt wurde.

L

Aus der wissenschaftlichen Pflanzenheilkunde:
Liebstöckel steigert durch seine progesteronähnlichen Steroide nicht nur die natürliche Progesteronsynthese, sondern damit auch die Aktivität von Schilddrüsenhormonen.

Lilienblüten-Creme (Virita® Lilienblüten-Creme)

Unguentum Lilium candidum

Inhaltsstoffe:

Weiße Lilie, Duftrose, Sonnenblumenöl, Kaolin, Haselnuss, Sheabutter, orientalisches Amberbaumharz, Lecithin, Heilerde, Ringelblume, Lindenblüten, Wohlriechendes Veilchen, Parfüm ätherischer Öle, natürliche Sorbinsäure, Vitamin E, Dinkelextrakt (alles aus kontrolliert biologischem Anbau oder Wildpflanzensammlung).

Indikation:

Heilung, Regeneration und Nährung von trockener und extrem sensibler Haut, zur Hautpflege von Babys, Kindern und Erwachsenen; Hautausschlag, Faltenbildung, Rosazea, Verjüngung der Haut, Anti-Aging; Hautleiden, die durch schädliche Umwelteinflüsse ausgelöst werden: Ekzeme, Allergien, Austrocknung und Alterung.

Anwendung:

Gesicht und Körper jeden Morgen nach dem Duschen mit Lilienblüten-Creme eincremen.

Aus der wissenschaftlichen Pflanzenheilkunde:

Der Reichtum der ätherischen Pflanzenöle in dieser Lilien-Blüten-Creme dringt durch alle drei Hautschichten, ernährt die Haut mit lebensnotwendigen Fetten, macht die Haut

schön, geschmeidig und sorgt für einen angenehmen Feuchtigkeitsmantel über den ganzen Tag.
Viele Menschen leiden ihr ganzes Leben lang an Hautproblemen, meistens weil ihre Darm- und Hautfunktion in früher Kindheit durch Impfungen und Antibiotika geschädigt wurde. Die Folgen sind katastrophal: trockene, juckende Haut und stressbedingte Neurodermitis, die manche zur Verzweiflung bringen. Cortison ist keine Hilfe, die Haut wird dadurch papierdünn und rissig. Genau hier helfen die pflanzlichen Hormone der Madonnenlilie.
Besonders hilfreich sind die Phytohormone der Lilie bei der Progesteronschwäche im Klimakterium. Hildegard beschreibt sehr genau, wie die Hormone eintrocknen und die Haut trocken, geschwürig und schuppig wird.
Hautausschläge sind oft symbolhafte Zeichen für eine unglückliche Lebenslage. Mit frohen Gedanken verschwinden kosmetische Sorgen, und alles heilt besser, auch Hautausschläge. Darum Leib und Seele mit dem Geist und der erfrischenden Hormonkraft der Lilie pflegen.

Hildegard schreibt:

»Der Duft der frischen Lilie und auch der Duft der Lilienblüten erfreuen das Herz und führen zu rechten Gedanken.«

Lorbeeren

Fructus Lauri

Indikation:

Stärkste Kopfschmerzen, Migräne, Gastritis, Magenfieber bei Magenschleimhautentzündung, Allergie, Verschleimung, Magenschmerzen nach abgeheilten Magen-Darm-Geschwüren (Narbenschmerzen), Darmgrippe, Lungenleiden, Abszesse, eitriger Auswurf, Fieber, Allergiefieber.

Anwendung:

Bei Kopfweh: 3 TL Lorbeeren mit 250 ml Wein im Mörser zerreiben. Stirn, Schläfen und den ganzen Kopf mit dem Brei massieren. Danach (Woll-)Mütze aufsetzen, damit der Kopf warm wird, und Bettruhe halten. Alternativ kann man auch Lorbeeröl verwenden.

Bei Magenschmerzen: 3 TL ganze Lorbeeren 3–4 Min. in 500 ml Rotwein kochen, 1–2 × täglich ½ Tasse Lorbeer-Wein warm trinken. Hilft rasch und gründlich, bereits nach 15 Min. (nicht bei akuten Magen-Darm-Geschwüren oder Magenkrebs).

Bei Lungenleiden: 2 Msp. Lorbeer-Pulver (dazu Lorbeeren in der Gewürzmühle mahlen) mehrmals täglich mit Dinkelbrot essen.

Bei Fieber: Mehrmals täglich Lorbeeren kauen, bis das Fieber verschwunden ist, in kritischen Fällen sogar stündlich.

Aus der wissenschaftlichen Pflanzenheilkunde:

Die Lorbeere (*Laurus nobilis* L.) wächst auf 7–15 m hohen Bäumen mit immergrünen Lorbeerblättern. Aus den Beeren wird ein grünes fettes Öl gewonnen, außerdem ätherische Öle, die den charakteristischen Geruch erzeugen.

Lorbeeren wurden bereits jahrhundertelang innerlich bei Blähungen, als Magen-Darm-Mittel und zur Steigerung der Harnmenge angewendet. Das grüne Lorbeeröl, bestehend aus einem Gemisch von ätherischen Ölen, fettem Öl und Chlorophyll, wird äußerlich bei Rheumaschmerzen, zur Wundheilung sowie bei Hauterkrankungen, Furunkeln und Abszessen (»Grüne Zugsalbe«), bei Verstauchungen und Verrenkungen und zur Durchblutungsförderung eingesetzt. Achtung: Hautirritationen bzw. Kontaktallergien sind möglich! Daher vorher eine kleine Menge auf dem Handrücken einmassieren, wenn aber eine allergische Rötung auftritt, nicht anwenden!

Lungenkraut

Herba Pulmonariae

Indikation:

Lungenemphysem ohne Husten und Atemnot, COPD (chronisch obstruktive Bronchitis mit Lungenemphysem und Atemnot), Husten und Auswurf (Raucherlunge), Lungenödem.

Zubereitung:

Bei Lungenemphysem ohne Husten und Atemnot: 3 EL Lungenkraut mit 1 l Wasser 3 Min. aufkochen, absieben.
Bei COPD mit Atemnot, Husten und Auswurf, zum Entwässern: 3 EL Lungenkraut mit 1 l Wein 3 Min. aufkochen, absieben.

Anwendung:

Lungenkraut-Tee: Täglich 1 LG Lungenkraut-Tee vor und nach dem Essen bis zur Heilung.
Lungenkraut-Wein: Täglich 1 LG vor dem Essen bis zur Heilung.

Aus der wissenschaftlichen Pflanzenheilkunde:

Lungenkraut enthält immunstimulierende Schleimpolysaccharide sowie Bioflavonoide, die als Antioxidantien stressbedingte Sauerstoffradikale beseitigen können. Die Gerbstoffe, Saponine und der Kieselsäuregehalt haben eine schleimhautschützende Wirkung bei Erkrankungen und Beschwerden der Atemwege und des Magen-Darm-Trakts sowie der Niere und der ableitenden Harnwege. Saponine sind progesteronähnliche Phytohormone und haben entzündungshemmende, schleimlösende und hormonstimulierende Eigenschaften.

Hildegard schreibt:

»Wenn schlechte und übelriechende Säfte ihren Rauch zum menschlichen Gehirn aussenden und dieser Rauch zur Lunge zurückgeschickt wird und Schmerzen auslöst, soll ein Mensch Lungenkraut nehmen und mit Wasser kochen, nicht aber mit Wein, weil das Kraut mit Wein gekocht zu heftig wirken würde. Das so gekochte in einen Topf füllen und absieben, im Laufe einer Woche trinken. Ist der Trank verbraucht, muss man einen frischen auf dieselbe Weise herrichten, bis er geheilt ist.«

Lungenkraut Wein:

»Wenn die Lunge aufgeblasen ist, so dass er hustet und kaum atmen kann, koche Lungenkraut in Wein und trinke davon oft (täglich) vor dem Essen, und er wird geheilt.«

Mariendistel-Tinktur

Decoctum Fructus Cardui mariae

Indikation:

Venenentzündung, Krampfadern.

Anwendung:

Bei einer Venenentzündung die Tinktur in eine Sprühflasche füllen. Die Gegend um die entzündete Vene mehrmals täglich damit besprühen, um die Entzündung aufzuhalten.

Aus der wissenschaftlichen Pflanzenheilkunde:

Mariendistelsaft enthält Silymarin mit seinen charakteristischen Flavonolderivaten, die in der Lage sind, Zellmembranen, insbesondere von Leberzellen, gegen Toxine, ja sogar vor Hepatitis-C-Viren zu schützen. Silymarin verhindert wie ein Breitband-Virustatikum das Eindringen des Virus in die Zelle. Allerdings muss man Silymarin intravenös einsetzen, da es bis heute nicht gelungen ist, die Virusinfektion durch oral verabreichtes Silymarin aufzuhalten. Neben diesem Schutzeffekt beeinflusst Silymarin die Zellmembranregeneration durch Steigerung der Proteinbiosynthese. Darüber hinaus enthalten Mariendistelsamen Bioflavonoide als Antioxidantien, um Entzündungen durch stressbedingte Sauerstoffradikale zu beseitigen. Die gleichen Bioflavonoide schützen als Vitamin P die durchlässigen, brüchigen Venen und Krampfadern vor dem Zerfall. Ein Extrakt aus der Mariendistel kann das Wachstum von Lungenkrebs stoppen.

Das zeigen Versuche mit Mäusen, durchgeführt am Cancer Center der University of Colorado. Wie die US-Forscher nachweisen konnten, kann einer der Hauptwirkstoffe aus der Mariendistel, das sogenannte Silibinin, die Ausbreitung von Lungenkrebszellen hemmen.

Maulbeer-Blätter

Folia Mori nigrae

Indikation:
Juckender Hautausschlag, Allergien, hartnäckige Psoriasis.

Zubereitung:
1 Handvoll Maulbeerblätter mit 250 ml Wasser 3 Min. kräftig aufkochen, absieben.

Anwendung:
Blätter als Kompresse um die betroffene Hautpartie 1 Std. lang aufbinden. Abgegossenes Kochwasser zum Waschen der Haut verwenden.

Aus der wissenschaftlichen Pflanzenheilkunde:
Maulbeerblätter enthalten Bioflavonoide, die sowohl brüchige Gefäße reparieren (Vitamin-P-Wirkung) als auch Entzündungen beseitigen, die durch stressbedingte Sauerstoffradikale ausgelöst werden. Keine Pflanze weltweit enthält ein Alkaloid namens 1-Deoxynojirimycin, das die Aufspaltung von Zucker in Glukose und Fruktose im Dünndarm verhindert, wodurch der Blutzuckerspiegel nicht ansteigt. Mehrere andere pharmakologische Wirkungen dieses Alkaloids verhüten auf diese Weise Diabetes und seine Folgeschäden für Haut und Schleimhäute. Maulbeeren senken deutlich stärker erhöhte Blutzuckerspiegel als chemische Antidiabetika. Selbst erhöhte Cholesterin- und Blutfettspiegel werden

durch Maulbeerblättertee besser gesenkt als durch chemische Substanzen. Progesteronähnliche Phytosterole wie z. B. Beta-Sitosterol reparieren entzündete Körperzellen. Zusätzlich enthalten Maulbeerblätter ätherisches Öl zur Abwehr von Bakterien, Viren und Pilzen. Maulbeerblätter mit ihrem großen Gehalt von Polyphenolen als Radikalfänger sind sogar in der Lage, das Wachstum von Krebszellen zu verhindern.

Maulbeer-Elixier

Decoctum Mori

Inhaltsstoffe:
Maulbeeren, Wein, Essig, Honig.

Indikation:
Leberentgiftung, Leberleiden.

Zubereitung:
3 EL Maulbeeren, frisch oder getrocknet, 1 l Wein und 2 EL Weinessig miteinander kräftig aufkochen. 100 g Honig dazugeben und nochmals 5 Min. abkochen, absieben und in Flaschen abfüllen.

Anwendung:
3 × täglich 1–3 LG nach dem Essen trinken, mindestens 4 Wochen lang.

Aus der wissenschaftlichen Pflanzenheilkunde:
Aufgrund ihrer Inhaltsstoffe aus fetten Ölen, Vitamin C, Bioflavonoiden, Fruchtfarbstoffen aus Anthocyanen, Rutin sowie bis zu 25 Prozent Eiweiß haben die schwarzen oder roten Maulbeerfrüchte wertvolle pharmakologische Eigenschaften als Antioxidantien. Sie schützen entzündete Leberzellen vor Sauerstoffradikalen und verhüten sogar das Krebswachstum.

Meerrettich-Galgant-Mischung

Radix Armoraciae et Galangae

Indikation:

Herz-Lungen-Leiden, Bronchitis, Herzinsuffizienz, Kurzatmigkeit, nächtliche Atemnot, Bluthochdruck, Herzschmerzen, Dauerhusten.

Zubereitung:

1 EL geriebenen Meerrettich mit 1 EL Galgant-Pulver mischen.

Anwendung:

Bei Husten: 1 TL–1 EL der Mischung auf Dinkelbrot essen. Sehr scharf, danach kann man den Mund kaum mehr schließen, geschweige denn husten. Die Verträglichkeit ist wegen der Schärfe gewöhnungsbedürftig. In den ersten Tagen evtl. etwas weniger nehmen.

Bei akuten Herzschmerzen: 3 Msp. vor und nach dem Essen auf Brot. Auf längere Dauer 2 × 1 Msp. vor und nach dem Essen.

Aus der wissenschaftlichen Pflanzenheilkunde:

Aufgrund seiner antibiotischen Wirkung wird Meerrettich gerne bei Infekten der Atemwege und des Urogenitalbereichs eingesetzt. Wegen seiner guten Verträglichkeit wird Meerrettich auch alternativ bei grippalen Infekten, Atemwegserkrankungen, bei Leber- und Gallenerkrankungen sowie bei Gicht und Rheuma angewendet. Diese Wirkungen werden durch die Zugabe von Galgant-Pulver als natürliches Antibiotikum und krampflösendes Mittel noch verstärkt.

Meisterwurz

Rhizoma Imperatoriae contusum

Inhaltsstoff:

Wurzel der Meisterwurz, geschnitten.

Indikation:

Universal-Fiebermittel; akutes, schweres Fieber mit hohen Temperaturen (z. B. bei Masern, Scharlach, Lungenentzündung, Hirnhautentzündung, Mandelentzündung, Grippe); Bronchialerkrankungen, Verschleimung der Atemwege, allgemeine Schwächezustände, Steigerung der Abwehrkräfte; zur Ausleitung bei chronischen Lebervergiftungszuständen durch Toxine bei Infektionskrankheiten, Umweltgiften und zur Schwermetallausleitung. Achtung: Wegen des Alkoholgehalts vom Wein nicht bei Magen- und Darmschleimhautentzündungen sowie bei Gallensteinen einsetzen.

Zubereitung Meisterwurz-Wein:

2 TL geschnittene Meisterwurz im Mörser zerstoßen, in ½ Tasse Wein über Nacht stehen lassen. Am nächsten Morgen nochmals ½ Tasse Wein zusetzen.
Jeden Abend neu ansetzen.

Anwendung:

Von dieser Mischung tagsüber vor dem Essen schluckweise trinken. Kurdauer: 3 – 5 Tage, nicht unterbrechen, sonst gibt es Rückfälle! Eine Wiederholung ist selten nötig.

Bei Kindern immer nur teelöffelweise, bei Kleinkindern sogar nur tropfenweise anwenden.

Aus der wissenschaftlichen Pflanzenheilkunde:
Radix Imperatoriae, die Wurzel des Kaisers oder der Meisterwurz (*Imperatoria ostruthium,* Syn. *Peucedanum ostruthium* W. D. J. Koch), regt alle Lebensgeister an und war schon im Mittelalter das beste Gegenmittel bei Vergiftungen und ansteckenden Krankheiten. Die ätherischen Inhaltsstoffe sind stark antibakteriell, entzündungshemmend und stärken das Immunsystem. Die Bitterstoffe dagegen wirken insgesamt tonisierend, appetitanregend und verdauungsfördernd. Die Bioflavonoide können stressbedingte Sauerstoffradikale beseitigen und somit Entzündungszustände zum Stillstand bringen.
Neben Bärwurz ist die Meisterwurz ein Universalheilmittel gegen Leber- und Lungenerkrankungen, Husten und Atembeschwerden: Die Meisterwurz ist warm und taugt gegen Fieber, so schrieb Hildegard und beschrieb damit die Qualität der Meisterwurz: innerlich wärmend und damit auch immunanregend bei Infektionskrankheiten.
Die Meisterwurz enthält ätherische Öle, fette Öle, aromatische Bitterstoffe, Cumarine, Bioflavonoide, Gerbstoffe und wird in der Volksheilkunde wie ein Universalmittel bei Magen-Darm-Beschwerden eingesetzt, um den gesamten Darmtrakt zu reinigen, die Verdauungssäfte anzuregen und die Darmtätigkeit zu verbessern.

Mönchspfeffer-Creme (Virita® Intim-Creme) Mönchspfeffer-Spray (Virita® Intim-Fluid)

Unguentum Agni casti fructi et Aerosol

Inhaltsstoffe Creme:

Aqua, orientalisches Amberbaumharz, Balsam von Tolu, Mönchspfeffer, Schafgarbe, Ringelblume, Fenchel, Süßholz, Duftrose, Quendel, Tonkabohne, Duft aus 100% reinen ätherischen Ölen, Dinkelextrakt (alles aus kontrolliert biologischem Anbau oder Wildpflanzensammlung).

Inhaltsstoffe Spray:

Aqua, Rosmarin in Sonnenblumenöl, Kaolin, Kokosnussöl, Lecithin, Mönchspfeffer, Heilerde, Schafgarbe, Steinklee, Schwarze Johannisbeere, Weiße Lilie, Tonkabohne, Sarsaparilla, Dinkelextrakt, Duft aus 100% reinen ätherischen Ölen, natürliche Sorbinsäure aus Früchten, natürliches Vitamin E (Tocopherol) (alles aus kontrolliert biologischem Anbau oder Wildpflanzensammlung).

Indikation:

Vitalisierung der Intimschleimhaut, senkt Ansteckungsrisiko von Herpes genitalis, HPV und Candida; Stärkung des Immunsystems, wodurch das Risiko einer Ansteckung erheblich gesenkt werden kann.

Anwendung:

Schleimhäute bei Frau und Mann eincremen/einsprayen.

Zusatzhinweis:
Da es sich bei den unter Indikation beschriebenen Krankheiten um Symptome von Geschlechtskrankheiten handelt, muss die Behandlung durch den Facharzt erfolgen.

Aus der wissenschaftlichen Pflanzenheilkunde:
Seine Wirksamkeit verdanken Creme und Spray ihrer einzigartigen Wirkstoffkombination aus Mönchspfeffer, Schafgarbe, Ringelblume, Fenchel, Süßholz, Duftrose, Quendel und Tonkabohne. Die ätherischen Öle dieser Pflanzen sorgen für hygienische Sauberkeit und beseitigen gefährliche Keime. Die ätherischen Öle der Hildegard-Intimpflege unterstützen die Abwehr von Infektionen.
Die Phytohormone dieser Kombination unterstützen die Progesteronproduktion und sorgen für ein Wohlgefühl und Harmonie, Progesteron verhindert zudem die von Östrogen ausgelösten Krebsarten.
Bei Männern kann zu wenig Progesteron einen Testosteronmangel nach sich ziehen, wodurch Osteoporose ausgelöst wird und sich die Prostata vergrößern kann.

Hildegard war die Erste, die Viren für die Auslösung von Krebs verantwortlich machte, eine Tatsache, die erst heute wissenschaftlich bestätigt wird. 2008 erhielt Dr. Harald zur Hausen den Nobelpreis für Medizin. Er hatte entdeckt, dass humane Papilloma-Viren (HPV) Gebärmutterhalskrebs auslösen können. Dennoch: Die Viren sind es nicht! Bei 90 Prozent aller Infizierten heilt die Infektion wieder aus, wenn sie ein starkes Immunsystem haben. Nur bei 10 Prozent entwickelt sich eine prämaligne Vorstufe (Dysplasie), die Hildegard als Vicht oder Präkanzerose beschrieben hat, aus der dann durch den Krebssprung folgender Krebs entstehen kann: Zervix-, Vulva-, Vaginal- und Peniskarzinom. Allein das Abwehrsystem entscheidet, ob sich Krebs bildet oder nicht. Bei einer gesunden Ernährung und einem vernünftigen Lebensstil kann die Krebsrate um 80 Prozent gesenkt werden!

Muskatellersalbei-Elixier

Decoctum Salviae sclareae

Inhaltsstoffe:
Muskatellersalbeiblätter, Poleiminzeblätter, Fenchel, Honig, Wein.

Indikation:
Universalheilmittel bei Magen- und Darmschleimhautentzündung; Gastritis mit Helicobacter-Infektion, Verdauungsschwäche, Appetitlosigkeit.

Anwendung:
1–2 LG nach dem Mittagessen und nach dem Abendessen trinken. Bei empfindlichem Magen anfangs auch weniger.

Aus der wissenschaftlichen Pflanzenheilkunde:
Muskatellersalbei enthält ein charakteristisches wohlriechendes ätherisches Öl, das eine starke antimikrobielle Wirkung gegen Bakterien und Pilze ausübt. Außerdem kann man aus der Pflanze Rosmarin- und Zimtsäuren sowie ein Harz isolieren, die gemeinsam für eine zentral dämpfende und krampflösende Wirkung sorgen.

Eigene Zubereitung Muskatellersalbei-Elixier:
18 g Muskatellersalbeiblätter, 5 g Poleiminzeblätter, 2 g Fenchel-Pulver und 50 g Honig in 1 l Wein 3 Min. abkochen, absieben und in Flaschen abfüllen.

Muskat-Zimt-Kekse (Energie- oder Nervenkekse)

Trochisci Myristicae cp.

Inhaltsstoffe:

Muskatnuss-Pulver, Zimt, Nelken, Dinkelmehl, Kokosbutter, Rohrzucker, gemahlene Mandeln, Eier, Gewürzplätzchen-Pulver.

Indikation:

Universalmittel für Nerven und Herz; Stressbeseitigung, zur Leistungssteigerung und Förderung der geistigen Fähigkeiten, bei Nervenschwäche, Gedächtnisstörung und extremer geistiger Müdigkeit; Verbesserung der Durchblutung des Gehirns, Schutz vor Demenz und Depression, bei Parkinson zur Beseitigung von Unruhe! Verbesserung der Leistungsfähigkeit aller fünf Sinnesorgane, ideal zur Beseitigung von Trübsinn und Traurigkeit, bei Erschöpfung, Konzentrationsschwäche und bei Burn-out-Syndrom.

Anwendung:

Nervenkekse sind ein Heilmittel und kein Naschwerk. Erwachsene nehmen über einen längeren Zeitraum in der Regel täglich 3 – 5 Kekse, sie können im Akutfall auch stündlich 2 Kekse essen. Kinder nicht mehr als 3 Kekse täglich.

Zusatzhinweis:

Da chinesischer Cassia-Zimt Cumarin enthält, wurde er vom Bundesinstitut für Risikobewertung (BfR) wie ein Umweltgift eingestuft. Aber Cumarin ist nicht gleich Zimt, von dem gar keine Toxizität vorliegt, weil man jemanden kiloweise mit Zimt vollstopfen müsste, bis die tödliche Cumarinkonzentration erreicht würde.

Aus der wissenschaftlichen Pflanzenheilkunde:

Zimt, Muskatnuss und Nelken enthalten nicht nur eine Fülle von Antioxidantien zur Beseitigung von oxidativem Stress, sondern auch Wirkstoffe, die Alterszucker verhüten und damit dessen Folgen wie z. B. Arteriosklerose, Herzkrankheiten, vorzeitiges Altern oder Demenz.

Zimt, Muskat und Nelken haben aufgrund ihrer Inhaltsstoffe eine psychotrope Wirkung auf das zentrale Nervensystem und sorgen für eine ausgeglichene aufhellende Stimmungslage.

Insbesondere hat die Hauptkomponente im Zimt, das Zimtaldehyd, sowohl eine blutdrucksenkende, herzmuskelstärkende als auch eine anregende Wirkung auf das Frontalhirn, den Hippocampus und die Amygdala. Dadurch werden die Neurotransmitter Dopamin und Serotonin freigesetzt. Diesen Glückshormonen verdanken wir das Gefühl von romantischer Liebe, Wohlbefinden, Glück und Freude.

Zimt fördert die Verdauung, tonisiert das Bindegewebe, schützt die Gefäße vor Entzündung, beseitigt Verstopfung, lindert Schmerzen und Steifigkeit von Muskeln und Gelenken, beseitigt Menstruationsschmerzen, verbessert die

Durchblutung durch Blutverdünnung, ist entzündungshemmend bei Arthritis, hilft bei Blasenentzündung und beseitigt krankheitsauslösende Bakterien, Pilze und Viren.

Muskatnuss hilft gegen Schlaflosigkeit, Angst, Muskelverspannung, Gleichgewichtsstörungen, Erbrechen und Durchfall. Sie lindert Gelenk- und Gichtschmerzen, senkt den Bluthochdruck und den Cholesterinspiegel, verbessert die Durchblutung, die Fruchtbarkeit und hilft bei Impotenz. Muskatnuss ist ebenfalls psychotrop, verbessert die Konzentration und macht, wie Hildegard schreibt, »genial«.

Nelken werden wegen ihrer wohltuenden Wirkung bei Zahnschmerzen eingesetzt und haben ebenfalls entzündungshemmende, antibakterielle, antivirale und antioxidative Eigenschaften. Nelken beseitigen Parasiten, Pilze und pathogene Bakterien in Magen und Darm. Sie sind ebenfalls psychotrop und unterstützen die Konzentrationsfähigkeit und die Kreativität.

Hildegard schreibt:

»Diese Kekse nehmen alle Bitterkeit aus deinem Herzen und bringen deine Nerven zur Ruhe. Sie öffnen dein Herz und deine fünf Sinne, machen deine Stimmung heiter und reinigen deine Sinnesorgane, reduzieren alle schlechten Säfte, sorgen für eine gute Blutzusammensetzung und machen dich leistungsfähig und stark.«

Mutterkraut-Salbe

Unguentum Parthenii

Inhaltsstoffe:

Mutterkraut, Butter

Indikation:

Universalsalbe bei Eingeweideschmerzen; stechende Unterleibsschmerzen, Adnexentzündung (Eileiter, Eierstock einschließlich der Bänder), prämenstruelle Schmerzen, Darmkoliken.

Zubereitung:

2 EL Mutterkraut-Urtinktur (Nemagran®, Fa. Nestmann) mit 100 g weicher Butter oder Ziegenfett zu einer Salbe verrühren. Wasser abtrennen.

Anwendung:

Mehrmals täglich die Stelle der Bauchschmerzen oder Krämpfe mit der Salbe einreiben.

Zusatzhinweis:

Das Ziegenfett härtet die Salbe und verstärkt die Wirkung. Nicht in der Schwangerschaft und bei Allergie gegen Mutterkraut anwenden.

Mutterkraut-Urtinktur-Suppe

Herba Chrysanthemi parthenii

Inhaltsstoffe:

Mutterkraut, Eigelb, Weinessig, Zimt, Zitwer, Dinkelmehl.

Indikation:

Universalmittel bei Gebärmutterblutungen; alle weiblichen Unterleibsleiden, Ausfluss, PMS, Zwischenblutungen, innere Blutungen jeder Art, Blut im Urin, Blutsturz.

Zubereitung:

2 EL Mutterkraut-Urtinktur (Nemagran®, Fa. Nestmann) mit 2 Eigelb schaumig schlagen. 4 TL Weinessig, 10 g Zimt (1 gehäufter TL), 7 g Zitwer (1 gestrichener TL) und 1 EL Dinkelweißmehl dazugeben und das Ganze verrühren. Mit wenig Wasser oder Kalbfußknochen-Brühe zu einer etwas dicklichen Suppe kochen.

Anwendung:

2–3 × pro Woche 1 × täglich vor dem Essen, bei starken Beschwerden auch täglich. Normale Kurdauer 4 Wochen, bei Bedarf aber auch 6–8 Wochen fortführen.

Zusatzhinweis:

Die Wirkung kann sehr prompt einsetzen.

Aus der wissenschaftlichen Pflanzenheilkunde:
Mutterkraut (*Tanacetum parthenium,* von griechisch parthenos [Jungfrau], oder nach Linné *Pyrethrum parthenium* bzw. *Chrysanthemum parthenium* L.) wird schon lange in England als »Aspirin des 18. Jh.« bei Frauenleiden verwendet: 1. Bei Fieber, Kopfschmerzen, Migräne, 2. bei Wehenschwäche, drohender Fehlgeburt und Menstruationsbeschwerden und 3. bei Magen- oder Zahnschmerzen.
Während vor einigen Jahrzehnten Mutterkraut bei einer vermutlich »hormonell« bedingten Migräne eingesetzt wurde, zeigen umfassende Studien, dass *Tanacetum* in den Serotoninstoffwechsel eingreift und entzündungshemmend wirkt. Ebenso hemmt Mutterkraut bei Allergien die Histaminfreisetzung. Mutterkraut soll insbesondere auch Überkeit und Erbrechen im Zusammenhang mit Migräne lindern.
Die Wirksamkeit wurde in verschiedenen klinischen Studien bestätigt.

Mutterkümmel-(Kreuzkümmel-) Pfeffer-Mischpulver

Fructi Cumini et Piperis albi

Inhaltsstoffe:

Kreuzkümmel, Pfeffer.

Indikation:

Leichte und schwerste Durchfälle (Ruhr), Reisedurchfall, EHEC, Norovirus-Durchfall, Lebensmittelvergiftung, Kolitis, Morbus Crohn.

Anwendung:

Mehrmals täglich je bis zu ½ TL auf etwas altem Dinkelweißbrot, sonst zu Beginn der Behandlung 1–2 Fastentage bei Fenchel- oder grünem Tee, danach Dinkelweißmehlsuppe. Bis zur Sanierung Dinkelweißmehlbrot, Dinkelnudeln, Dinkelcremesuppe mit Gemüse essen. Obst und Gemüse als Rohkost grundsätzlich meiden. Aber täglich Salat, gut gewaschen und mit einer Salatsoße aus Weinessig, Zitrone, viel Öl (Sonnenblumen-, Kürbis- oder Mandelöl) und etwas Rohrzucker. Kein Olivenöl verwenden.

Zusatzhinweis:

Ein ideales Erste-Hilfe-Mittel für Durchfallerkrankungen auf Reisen, das man immer dabeihaben sollte.

Aus der wissenschaftlichen Pflanzenheilkunde:

Kreuz- oder auch Mutterkümmel enthält bis zu 15 Prozent fettes Öl, ätherische Öle und Cuminaldehyd, das für den charakteristischen Geruch verantwortlich ist. Dazu kommen noch Bioflavonoide, die durch Sauerstoffradikale ausgelöste Entzündungszustände beseitigen können. Das ätherische Öl des weißen Pfeffers sorgt für eine starke antimikrobielle Wirkung, wobei besonders die für Durchfall verantwortlichen Salmonellen oder Botulinum-Clostridien beseitigt werden. Pfeffer aktiviert das Entgiftungspotenzial der Leber.

Eigene Zubereitung des sog. »Durchfall-Eis«:

Zutaten: 6–8 Eigelb, 2 geh. TL Mutter(Kreuz)kümmel-Pulver (10 g), 1 geh. TL gemahlener weißer Pfeffer (5 g).

Zubereitung: In einer Schüssel die Eigelbe mit dem Mutterkümmel und dem Pfeffer mischen und in einem heißen Wasserbad einige Minuten schaumig rühren. Die Masse darf auf keinen Fall schon stocken.

Ein Backblech mit Backpapier auslegen und die Masse so dünn wie möglich daraufstreichen.

Im Ofen bei ca. 100 °C mindesten 30 Min. trocknen lassen. Das Ei sollte danach in kleine Stückchen gebröselt werden. Es lässt sich so einige Zeit in einem geschlossenen Behälter aufbewahren.

Anwendung:

Zuerst ein Stück altes Dinkelweißbrot essen, danach 1–3 EL »Durchfall-Ei«. 3–4 Tage bzw. bis Therapieende. Weitere Begleitmaßnahmen wie vorher beschrieben.

Mutterkümmel-(Kreuzkümmel-)Pulver

Fructus Cumini pulvis

Indikation:

Universalgewürz bei Lebensmittelallergien; Unverträglichkeit von Milchprodukten; Anlage zu Asthma, Lungenemphysem, Lungen- und Atemwegserkrankungen.

Anwendung:

Das Pulver kann oft und reichlich als Zusatz zum Essen, auf dem Frühstücksei (pochiertem Ei), auf Brot oder mit Quark gemischt gegessen werden.

Als Gewürz wird es nicht mitgekocht, sondern nachträglich zugefügt.

Kreuzkümmel sollte nie bei einem Herzleiden oder während akuter Krankheiten aller Art verwendet werden, weil Kreuzkümmel das Herz reizen kann! Ausnahme: Lungenkrankheiten.

Zusatzhinweis:

Eine Allergie beruht fast immer auf einer als Kleinkind erworbenen Überempfindlichkeit auf Milcheiweiß. Verstärkt wird jede Allergie durch die von Hildegard als die vier »Küchengifte« bezeichneten Lebensmittel: Erdbeeren, Pfirsiche, Pflaumen und Lauch. Außerdem verstärken auch alle Nachtschattengewächse sowie Schweinefleisch jede Art von Allergien. Mit »Allergie« ist bei Hildegard auch immer »Magenfieber« gemeint, wodurch fast immer auch Durchfälle auftreten (besonders bei Magen-/Darmschleimhautentzündungen wie z. B. Morbus Crohn und Colitis ulcerosa). Allergien lassen sich durch Darmsanierung mit der Bärwurz-Kur beseitigen.

Odermenning-Wein

Vinum Agrimoniae herba

Inhaltsstoffe:

Odermenningkraut, Wein.

Indikation:

Entzündungen der Magen- und Darmschleimhaut, Magen- und Darmkatarrh, Verdauungsschwäche, Blähungen, Gastrommelträgerbauch, Diarrhö, Entzündungen der Mund- und Rachenschleimhaut, akute und chronische Harnwegserkrankungen, Prostatitis, Reizzustände infolge neurovegetativer Funktionsstörungen des Urogenitaltrakts, abakterielle Zystitis, Prostatopathie, Blaseninkontinenz, Miktionsbeschwerden, Auswurf.

Zubereitung:

Eine gute Handvoll frisch geerntete Odermennigblätter, Blüten und Stengel klein schneiden und mit einer Flasche Wein (750 ml) übergießen und stehen lassen. Nicht abgießen.

Anwendung:

Täglich vor und nach dem Essen 1 LG, bis Besserung eintritt. Bei Kindern den Wein kurz aufkochen.

Aus der wissenschaftlichen Pflanzenheilkunde:

Odermenningkraut, lat. *Agrimoniae herba,* enthält große Mengen Gerbstoffe, Bitterstoffe und Tannine, die eine adstringierende, zusammenziehende, die Schleimhaut reinigende Wirkung ausüben.

Darüber hinaus verleihen die Bioflavonglykoside vom Typ Apigenin, Luteolin und Quercetin dem Odermennig als Antioxidans eine starke antioxidative, stressbeseitigende und entzündungshemmende Wirkung.

Die Schleimhäute werden durch die entzündungshemmende und gerbende Wirkung vor dem Angriff von Sauerstoffradikalen geschützt und von kleinen Wunden repariert.

Aufgrund meiner Monographie wurde Odermenning als wirksam und unbedenklich zugelassen (Bundesanzeiger Nr. 50 vom 13.3.1986).

Hildegard schreibt:

»Wer viel Schleim und Phlegma (livores et flecma) von kranken Eingeweiden auswirft und einen schlecht durchbluteten kalten Magen hat, trinke vor und nach dem Essen in Wein eingelegten Odermennig, und er mindert den Schleim, reinigt und erwärmt den Magen (gute Durchblutung).«

Pelargonien-Mischpulver

Pulvis Pelargonii compositus

Inhaltsstoffe:

Pelargonien-Pulver, Bertram-Pulver, Muskat-Pulver.

Indikation:

Universalheilmittel bei Grippe und Grippefolgen; Halsschmerzen, Grippehusten, Schnupfen, Heiserkeit, Kopfweh bei Grippe; Darmkatarrh, Blähungen, Magen-Darm-Krämpfen (Roemheld-Syndrom); Herzschwäche, Herzschmerzen nach Grippe; Entfernung von Toxinen, Föhnkopfweh; Bronchitis, Nasennebenhöhlen- und Mandelentzündungen.

Anwendung:

Zur Vorbeugung von Grippe und von Schnupfen: 1–3 Msp. aus der Hand lecken oder über jedes Essen streuen.
Bei beginnendem einfachem Schnupfen: Am Pulver »schnuppern« und etwas Pulver wie Schnupftabak in die Nase einziehen, öfter die Nase putzen und danach wieder einige »Schnupperzüge« nehmen (nicht bei eitrigem Stockschnupfen!). Mehrmals täglich bis zu 4 Wochen lang.
Bei Grippe-Kopfschmerzen: 3 Msp. Pelargonien-Mischung auf Dinkelbrot mit 1 Msp. Ursalz helfen sofort (sobald das Brot aufgegessen ist).
Bei Husten, Grippe: Einen Pfannkuchen herstellen: 50 g Dinkelmehl, ½ Tasse Wasser und 5 Msp. Pelargonien-Mischung zu einem Teig verrühren und in der Pfanne mit etwas

Butter goldbraun zu Pfannkuchen backen. Mit Apfelschnitzen und Rohrzucker verfeinern.

Bei Darmkatarrh, Überessen, Blähungen, Magen-Darm-Krämpfen (Roemheld-Syndrom) und verdorbenem Magen: 3 × täglich 3 Msp. Pelargonien-Mischung ins Essen geben, bis Besserung eintritt. Die Grippevirentoxine schädigen die Herzklappen nachhaltig, wodurch es nach Grippe zu Herzschäden und schwerer Herzschwäche kommen kann. Daher nach jeder Grippe für 4 Wochen 3 × täglich 3 Msp. Pelargonien-Mischung ins Essen geben.

Aus der wissenschaftlichen Pflanzenheilkunde:

In der Pelargonie befindet sich ein intensiv nach Weihrauch riechendes ätherisches Öl mit starken antimikrobiellen und antiviralen Eigenschaften, weshalb sie sich auch bei Virusinfektionen außerordentlich bewährt hat. Antibiotika sind bei Virusinfektionen unwirksam und werden dennoch vollkommen falsch zum Schaden für den Patienten verordnet. Pelargonium wirkt aber zusätzlich auch noch gegen Bakterien wie z. B. gegen *E. coli,* Pseudomonas und Staphylokokken. Die Bioflavonoide in den Pelargonium-Arten wirken als Sauerstoffradikalfänger, um Entzündungszustände zu beseitigen. Aus *Pelargonium odoratissimum* kann man zusätzlich intensiv riechendes ätherisches Öl isolieren, das – je nach Art – nach Muskat, Zitronenmelisse oder Weihrauch riecht und die genannten Wirkungen verstärkt.

Eigene Zubereitung Mischpulver:

20 g Pelargonien-Pulver
10 g Bertram-Pulver
10 g Muskat-Pulver

Hildegard schreibt:

»Nimm Kranichschnabel und weniger Bertram als vom Kranichschnabel und ebenso Muskatnuss weniger als Bertram, mache daraus ein Pulver und mische das zusammen.«

P

Pelargonien-Duftspray

Aerosol Pelargonii composii

Inhaltsstoffe:
Pelargonienöl, Muskatöl, Bertramöl.

Indikation:
Grippe.

Anwendung:
Raumluft mit einigen Sprühstößen desinfizieren, außerdem auf den Handrücken sprühen, um daran zu riechen. Es kommt zu einer Umstimmung in der Nasenschleimhaut, die Nase wird frei.

Aus der wissenschaftlichen Pflanzenheilkunde:
Bei der Virusgrippe, verursacht durch den Rhinovirus, mit den Symptomen Niesen, Schnupfen und Heiserkeit wurde der Pelargonienwurzel-Extrakt aus der südafrikanischen Kapland-Pelargonie in einer randomisierten Doppelblindstudie als wirksam und unbedenklich eingestuft. Obwohl hier eine südafrikanische Pelargonium-Art geprüft wurde, ist das gleiche Ergebnis auch auf andere Pelargonium-Arten übertragbar. Wie einige Patienten berichten, kann man mit diesem Spray sogar eine Virusgrippe verhüten, und man braucht keine »Grippe-Schutzimpfung«.

Petersilien-Elixier (»Herzwein«)

Decoctum Petrosellini cp.

Indikation:

Universalheilmittel für das Herz; bei Herzschwäche, Herzschmerzen, Herzstiche, bei der Rehabilitation von Herzinfarkten; Müdigkeit, Übermüdung, Schlaflosigkeit, Kraftlosigkeit; zur Rehabilitation nach Grippeinfektion.

Zubereitung:

10 Stengel mit Blättern glatter Petersilie, 2 EL Weinessig und 1 l Rotwein 5 Min. aufkochen. Anschließend 150 g Honig hinzugeben und das Ganze nochmals 5 Min. weiterkochen. Das Abkochen ist wichtig, denn nur in der Siedehitze entsteht aus der Petersilie und dem Honig die wirksame Herzglykosid-Verbindung. Den Wein abseihen und in sterile Flaschen abfüllen.
Bei Diabetikern nur 80 g Honig pro Liter verwenden.

Anwendung:

3 × täglich 1 LG nach dem Essen. Bei Schlaflosigkeit abends schluckweise ½ Tasse. Zur Kräftigung 2 × täglich 1 LG.
Jeweils bis Besserung eintritt. Siehe auch Stichwort Herz-Kur.

Zusatzhinweis:

Der Petersilien-Honig-Wein kann noch verstärkt werden, indem man eine Petersilienwurzel mitkocht. Durch diesen

Petersilien-Honig-Wein erreicht man eine stärkere Entwässerung. Zusätzlich kann man als »Petersilien-Honig-Wein forte« zum Petersilien-Elixier noch 25–30 Tropfen Weißdorn (Crataegus-Urtinktur) geben, wodurch eine stärkere Durchblutung des Herzmuskels und eine Kräftigung des Herzens erreicht werden. Mit diesem Petersilien-Elixier verschwinden zuverlässig die funktionellen Herzschmerzen, also die Herzschmerzen, bei denen man im EKG nichts finden kann.

Das Petersilien-Elixier hat sich auch bei rheumatischen Herzbeschwerden oder Herzschwäche bei Grippeerkrankungen bewährt. Bei jeder Herzschwäche, besonders im Alter, sollte vor jeder Digitalisierung und vor jedem Stentsetzen zunächst ein Versuch mit Petersilien-Elixier unternommen werden (Kurdauer 3 Monate)!

Aus der wissenschaftlichen Pflanzenheilkunde:

Petersilie enthält ätherisches Öl sowie Bioflavonoide, die als Sauerstoffradikalfänger eine entzündungshemmende Wirkung ausüben. Die Petersilienwurzel verstärkt die harntreibende Wirkung und entlastet so den Blutkreislauf.

Hildegard schreibt:

»Wer Schmerzen im Herzen, in der Milz oder Seitenschmerzen hat, trinke den so zubereiteten Wein oft (täglich), und er heilt ihn.«

Pflaumenholzaschen-Lauge

Lixivum crinale »H«, Pruni Clinis corticis et folium

Inhaltsstoffe:
Pflaumenholzasche, Wein, Wasser.

Indikation:
Haarwuchsmittel bei Frauen, Schuppen, Haarglanzlosigkeit, Haarausfall, Haarausfall nach Chemotherapie, stressbedingte Übersäuerung der Kopfhaut mit Haarausfall.

Anwendung:
Nach dem Haarewaschen den Kopf mit dem Haarwasser massieren, etwas in die Kopfhaut einziehen lassen. NICHT nachspülen, sondern gleich trockenföhnen. Später 2–3 × wöchentlich damit Haare waschen. Diese Kur sollte mindestens 2 Monate dauern.

Zusatzhinweis:
Durch die Giftwirkung der Chemotherapie wird meistens ein starker Haarausfall ausgelöst. Er kann durch die vorbeugende Anwendung der Pflaumenholzasche gemildert werden, bzw. die Haare werden wieder zu neuem Wachstum angeregt. Wenn aber die Haarwurzeln bereits zerstört sind, ist ein erneutes Haarwachstum nicht mehr möglich.

Eigene Zubereitung Pflaumenholzaschen-Lauge:
3 Handvoll Rinde und Blätter des Pflaumenbaums im Muffelofen (ein Ofen, in dem die Heizung durch Schamotte getrennt ist, damit die Rinde nicht verbrennt, sondern verascht) oder in Aluminiumfolie über Holzkohlenglut veraschen. Asche zerkleinern und pulverisieren. Noch heiß in 1 l heißen Wein schütten.

Achtung:
Die Pflaumenholzaschen-Lauge ist stark alkalisch und muss daher vor der Anwendung 1:1 mit Wasser verdünnt werden.

Pflaumenkerne (getrocknete)

Semen Pruni siccatum

Inhaltsstoff:

Innere getrocknete Kerne der geknackten Pflaumenkerne.

Indikation:

Reizhusten, trockener Husten, Keuchhusten, Krupphusten, hartnäckiger Husten nach Grippe.

Zubereitung:

40 Pflaumenkerne mit einem Nussknacker öffnen, mindestens 2 Tage trocknen lassen, dann 2 Tage lang in einer großen Tasse Wein quellen lassen, bis sie dick aufgequollen sind.

Anwendung:

Davon täglich 3–6 oder mehr kauen und essen. Kinder ab 2 Jahren nehmen 2 klein gehackte Kerne, ältere Kinder in etwa so viele Kerne (max. 6) wie Lebensjahre.
Zusätzlich 6 Kerne klein hacken, mit 3 EL Wein, etwa 200 ml Wasser und etwas Dinkelgrieß eine Suppe kochen. Ergänzend jeweils 1–2 TL von dieser Weinsuppe einnehmen. Die Kur dauert 3 – 6 Tage.

Aus der wissenschaftlichen Pflanzenheilkunde:

In den Pflaumenkernen befindet sich etwas an Zucker gebundene Blausäure als cyanogenes Glykosid, das vollkommen ungiftig und für die heilsame Wirkung verantwortlich ist.

Poleiminze-Pulver

Mentha pulegium

Indikation:

Augenmittel bei Durchblutungsstörungen, beginnende Sehschwäche, beginnender grauer Star, Gastritis, Magensäuremangel (schlecht durchbluteter und verschleimter Magen/Darm führt zu Augenleiden).

Zubereitung:

Je ½ Tasse Weinessig und Honig miteinander vermischen und 1 TL Poleiminze-Pulver dazugeben.

Anwendung:

Täglich vor dem Essen 1 LG (kann auch in eine Tasse Fencheltee gegeben werden) über mehrere Wochen einnehmen. Bei empfindlichem Magen auch nach dem Essen.

Aus der wissenschaftlichen Pflanzenheilkunde:

Die Poleiminze ist der Meister aller 600 Minzarten, weil sich in ihr die Kraft von 15 anderen Hildegard-Gewürzen wiederfindet. Wie die Pfefferminze hat sie viel ätherisches Öl, das für die antimikrobiellen Eigenschaften verantwortlich ist. Aufgrund umfangreicher pharmakologischer und klinischer Studien wurde für Poleiminze eine durchblutungsfördernde und gefäßerweiternde Wirkung festgestellt.

Quendel-Kekse

Trochisci Serpyllum cp.

Indikation:

Gedächtnis- und Konzentrationsschwäche, zur Leistungssteigerung und Förderung der geistigen Fähigkeiten, verbessert die Durchblutung des Gehirns; Leistungssteigerung für Schüler; bei Hirnatrophie, Demenz, Zerebralsklerose.

Zutaten:

400 g Dinkelfeinmehl, 100 g Kokosbutter oder Butter, 30 g Rohrzucker oder Honig, 70 g gemahlene Mandeln, 2 Eigelb, 15 g Quendel-Pulver, 1 Prise Salz, etwas Wasser.

Zubereitung:

Das Mehl auf die Arbeitsplatte häufen, die Butter in Stückchen darauf verteilen. Zucker, Mandeln, Eier, Quendel, Salz und Wasser zufügen. Zutaten rasch zu einem Mürbeteig verarbeiten und im Kühlschrank kalt stellen. Nach ca. 30 Min. den Teig 5 mm dick ausrollen, Kekse ausstechen und auf einem mit Backpapier ausgelegten Blech bei 180 °C 10 bis 20 Min. goldbraun backen.

Hildegard schreibt:

»Wer ein krankes Gehirn hat, leer wie ein Vakuum, mische Quendel-Pulver mit Mehl und Wasser und backe daraus Kekse. Diese esse er täglich, und seine Gehirnleistung wird verbessert.«

Quendelkraut-Pulver

Herba Serpylli pulvis

Inhaltsstoff:
Quendelkraut, pulverisiert.

Indikation:
Das klassische »Hautgewürz«; Hautausschläge jeder Art, Ekzeme, Akne, Neurodermitis; Blutreinigung; Zerebralsklerose, Gedächtnisschwäche, Demenz.

Anwendung:
An alle Fleisch- und Gemüsegerichte 2–4 Msp. geben (immer mitkochen). Bis zur vollständigen Heilung so verfahren.

Zusatzhinweis:
Alle Hautausschläge müssen von innen heraus behandelt werden. Dafür ist Quendel das beste Gewürz.

Aus der wissenschaftlichen Pflanzenheilkunde:
Das ätherische Öl hat antibakterielle, fungizide und antivirale Wirkungen. Dazu finden sich auch noch Gerb- und Bitterstoffe sowie Bioflavonoide als Radikalfänger für stressbedingte und entzündungsauslösende Sauerstoffradikale. Quendel ist in der Lage, das Schilddrüsenhormon TSH durch eine hormonblockierende Wirkung signifikant zu senken.

Weitere Maßnahmen bei Hautausschlägen:

- Alle Weizenprodukte durch Dinkel ersetzen
- Flohsamen-Wein
- Gegen Juckreiz Speisemohn- und Leinsamen-Kompressen
- Rote-Bete-Gemüse mit Dinkelmehlsoße und Quendel
- Vermeiden von Schweinefleisch
- Kein Cortison, keine Antibiotika und sonstige überflüssige Arzneimittel

Hildegard schreibt:

»Wer Hautausschlag wie Krätze hat, der esse täglich Quendel im Essen mitgekocht, und er wird innerlich gereinigt und geheilt.«

Quendel-Salbe

Unguentum Serpyllum

Inhaltsstoffe:
Quendel-Pulver, Fett, Olivenöl.

Indikation:
Trockene, rissige Haut, Ekzem, Neurodermitis, Milbenkrätze.

Zubereitung:
100 g Ziegenfett oder Kokosbutter im Wasserbad zergehen lassen und 30 g Quendel-Pulver und 10 ml Olivenöl daruntermischen, zu Salbe kalt verrühren.

Anwendung:
Mehrmals täglich die Salbe in die Haut einmassieren, bis Besserung eintritt.

Zusatzhinweis:
Ziegenfett ist außerordentlich hautverträglich und eignet sich bereits allein bei rissiger und juckender Haut.

Hildegard schreibt:
»Wer einen Hautausschlag wie Krätze hat, vermische Quendel in Fett und bereite eine Salbe, und er wird gesund werden.«

Quitten-Marmelade

Pulpa Cydoniae

Indikation:

Rheuma jeder Art, Gelenkschmerzen.

Zubereitung:

Quitten weich kochen, entkernen und mit Gelierzucker 1:3 zu Marmelade verarbeiten. Evtl. mit 5 Prozent Galgant-Pulver verfeinern.

Anwendung:

Als Brotaufstrich mit Dinkelbrot. Gute »Unterlage« für das Selleriesamen-Mischpulver (»Rheumapulver«).

Zusatzhinweis:

Im Herbst eine Quitten-Kur mit Quitten-Marmelade und Quittensaft als Vorbeugungsmittel gegen Rheuma, Gicht, Arteriosklerose.

Aus der wissenschaftlichen Pflanzenheilkunde:

Die Quitte *(Cydonia oblonga)* enthält außer Fruchtzucker und Glukose auch Bioflavonoide, die als Radikalfänger Sauerstoffradikale beseitigen und entzündungshemmende Eigenschaften haben. Quitten enthalten viel Pektin, eine Schleimdroge, die in der Lage ist, überschüssiges Cholesterin, Fäulnisprodukte und Rheumastoffe im Darm zu binden und auf natürliche Weise auszuscheiden.

Rainfarn-Elixier

Decoctum Tanaceti

Inhaltsstoffe:
Rainfarn-Urtinktur (Fa. Jura), Wein.

Indikation:
Universalmittel bei Prostata-Leiden, Prostatahypertrophie Stadien I, II und III, erhöhter PSA-Wert, Prostata-Adenom, Harnverhalt.

Zubereitung:
50 ml Rainfarn-Urtinktur mit 500 ml Wein mischen. Kann alternativ auch mit 500 ml Wasserlinsen- oder Wermut-Elixier gemischt werden.

Anwendung:
3 x täglich 1 LG.

Zusatzhinweis:
Prostataleidende sollen an sich wenig oder keinen Wein trinken. Wenn sie es aber dennoch tun, dann immer 1 TL Rainfarnsaft auf 50 ml Wein hineingeben.
Analysen haben gezeigt, dass der Frühlings-Rainfarn im Presssaft kein Thujon enthält. Erst in der Blütezeit kann man im Saft Thujon nachweisen. Wie Hildegard schreibt, soll ausschließlich der Frühlings-Presssaft verwendet werden. Nebenwirkungen sind bisher noch nie aufgetreten.

Ca. 60 Prozent aller Männer haben mit 60 Jahren eine vergrößerte Prostata, 70 Prozent aller 70-Jährigen usw., einhergehend mit vermehrtem Harndrang, plötzlichem Harndrang oder vermehrtem nächtlichem Wasserlassen.
Bei Prostatakrebs schnellt auch der PSA-Wert in die Höhe. Aber allein ein erhöhter PSA über 4 bei Beschwerdefreiheit ist kein Operationsgrund. Ebenso ist die Biopsie mit der Stanze ein gefährlicher Eingriff. Allein die Feinnadelbiopsie kann Klärung bringen, ob operiert werden sollte oder nicht.

Aus der wissenschaftlichen Pflanzenheilkunde:

Zu den wirksamkeitsbestimmenden Inhaltsstoffen gehören ätherische Öle mit einem breiten antimikrobiellen, antiseptischen und anthelminthischen Spektrum gegen Bakterien, Würmer und Pilze.
Die ausgezeichnete Wirkung von Rainfarn bei gutartiger Prostatavergrößerung und bei Beschwerden beim Wasserlassen geht auf die progesteronstimulierenden Phytohormone zurück. Das Rainfarn-Elixier kann eingesetzt werden bei gutartiger Prostatavergrößerung Stadien I und II sowie bei Inoperabilität, Stadium III.
Von diesen Phytohormonen findet man im Rainfarn Beta-Sitosterin, Stigmasterin und Campesterin, die auch gleichzeitig eine Antitumor- und entzündungshemmende Aktivität ausüben. Sie sorgen für eine gesunde Prostata, einen guten Urinfluss und ein starkes, krebsverhütendes Immunsystem. Sie wirken ebenfalls gegen stressbedingte krebserregende Sauerstoffradikale als Radikalfänger. Außerdem verhindern diese Phytohormone die Umwandlung von Testosteron zu

Dihydrotestosteron, das für die Vergrößerung der Prostata verantwortlich ist. Die Umwandlung verläuft durch das Enzym 5-alpha-Reduktase. Rainfarn blockiert das Enzym und wirkt hier wie ein natürlicher 5-alpha-Reduktase-Hemmer, aber ohne jegliche Nebenwirkung im Vergleich zu chemischen Arzneimitteln.
Bei Testosteronmangel im Alter und Östrogendominanz hemmt Östrogen den natürlichen Selbstmord der Körperzellen (Apoptose), so dass die Körperzellen älter werden als normal und krebsartig entarten. Durch progesteronähnliche Phytohormone, wie sie im Rainfarn vorliegen, wird die natürliche Apoptose wiederhergestellt, so dass die Krebsrate gesenkt werden kann.

Hildegard schreibt:

»Wer den Harn nicht lassen kann, ohne dass er vom Stein bedrängt wird, bereite aus Rainfarn einen Saft unter Zugabe von Wein und trinke ihn oft, und das Harnverhalten wird gelöst.«

Eigene Zubereitung Rainfarn-Urtinktur:

Presssaft aus frischen Frühlings-Rainfarnblättern mit 68%-prozentigen Primasprit in Wein konservieren.

Rainfarn-Mehl

Farina Tanaceti

Inhaltsstoffe:
Rainfarnblätter-Pulver, Dinkelmehl.

Indikation:
Katarrh, Schnupfen, Husten, chronische Nebenhöhlenentzündung, Ausfluss (Fluor, soweit nicht infiziert); Expektorans (auswurffördernd, namentlich bei trockenem Husten), Magenkatarrh, Völlegefühl.

Anwendung:
Bei Husten, Auswurf: Rainfarnmehlsuppe:
1–2 EL Rainfarnmehl in kaltem Wasser glatt anrühren und in kochendes Salzwasser einrühren. Mit etwas Butter als Suppe essen.
Bei Erkältung und Schnupfen: Rainfarn-Pfannkuchen:
3 EL Rainfarnmehl mit 1 Ei und etwas Wasser zu Pfannkuchenteig verarbeiten und backen. Zusätzlich auch mit frischem klein gehacktem Rainfarn verfeinern.
Bei Nebenhöhlenentzündung: Rainfarn-Rührei:
2 TL Rainfarnmehl mit 3 Eiern zu Rührei backen, täglich essen.
Bei Ausfluss: Rainfarnmehlschwitze:
Mit 1–2 EL Rainfarnmehl in Butter eine Mehlschwitze bereiten und mit etwas Wasser ablöschen. Zu Gemüse, Bohnen oder gedünstetem Fleisch. Bei Ausfluss sind auch alle an-

deren Zubereitungen möglich, weil die Kur längere Zeit braucht.

Anmerkung:

Wir verwenden nur Frühlings-Rainfarnblätter. Diese sind ungiftig, im Gegensatz zu den Blüten.

Aus der wissenschaftlichen Pflanzenheilkunde:

Zu den wirksamkeitsbestimmenden Inhaltsstoffen der Rainfarnblätter gehören eine große Anzahl von ätherischen Ölen mit einem breiten antimikrobiellen, antiseptischen und anti helminthischen Spektrum gegen Bakterien, Würmer und Pilze. Rainfarnblätter enthalten progesteronstimulierende Phytohormone. Progesteron sorgt bei Frauen und Männern für mehr Aktivität und Lebensfreude, dadurch sind sie besonders leistungsfähig und weniger krank.
Von Madaus (Lehrbuch der Biologischen Heilmittel, Bd.III, 1938, Thieme Verlag) wird Rainfarn genau für die von Hildegard beschriebenen Indikationen angegeben: Blähungen, Verstopfung, Verdauungsstörungen, Magenkrämpfe, blutiger Durchfall, Koliken und Gastritis.
Infolge von Überdosierung oder Missbrauch wurden Vergiftungserscheinungen beobachtet. Die mittlere Einzelgabe sollte daher 2 g getrocknete Rainfarnblätter nicht überschreiten. Nicht während der Schwangerschaft anwenden.

Eigene Zubereitung Rainfarnmehl:

1 TL Rainfarnblätter-Pulver
2 EL Dinkelmehl

Rebaschen-Lauge

Lixivum dentale

Inhaltsstoffe:
Weinrebenasche, Wein.

Indikation:
Zahnfleischbluten, Parodontose, Zahnfleischentzündung, zur Zahnpflege.

Anwendung:
Morgens und abends die Zähne mit einem Schluck Rebaschen-Lauge und einer weichen Zahnbürste putzen. Ausspucken, nicht nachspülen. Anfängliches Bluten vergeht rasch. Mit der Zeit wackeln auch die Zähne nicht mehr.

Eigene Herstellung Rebaschen-Lauge:
3–5 Handvoll im Frühjahr geschnittene Weinrebenzweige veraschen, keine anderen Holzarten mit verbrennen. Die noch heiße Asche mit 1 l Bio-Wein übergießen. Im Mixer zerkleinern und durchschütteln.

Hildegard schreibt:
»Wenn das Zahnfleisch fault und die Zähne kaputtgehen, schütte man warme Weinrebenasche in Wein, so als wenn man eine Lauge herstellen will. Putze dir damit oft die Zähne und das Zahnfleisch. Wiederhole das täglich und das Zahnfleisch wird geheilt und die Zähne werden fest und stark.«

Rebtropfen, einfache

Guttae Vitis simplex

Inhaltsstoff:

Rebstocksaft, der im Frühjahr aus einer Schnittstelle des Rebstocks heraustropft, gewonnen morgens zwischen 6 und 12 Uhr.

Indikation:

Universal-Augenmittel; Bindehautentzündung, Sehschwäche, beginnender grauer Star, Augenlidentzündung.

Anwendung:

Über einen längeren Zeitraum täglich 1 – 2 × Augenlider mit den Rebtropfen befeuchten.

Aus der wissenschaftlichen Pflanzenheilkunde:

Rebtropfen treten im Frühjahr an den Schnittstellen aus, die der Winzer der Rebe im Winter geschnitten hat. Was jetzt aus den Schnittstellen fließt, ist ein natürliches Antibiotikum, um den Rebstock vor Infektionen gegen Bakterien und Pilze zu schützen. Zu den Inhaltsstoffen gehören ätherische Öle mit antibakterieller und desinfizierender Wirkung. Die Inhaltsstoffe wurden 1993 am Wiener Institut für pharmazeutische Chemie gaschromographisch analysiert und identifiziert: Die Kombination von weiteren Terpenen, niedrigeren Alkoholen, der Essigsäure und deren Derivaten (Ester) sollen »für den erfolgreichen volksmedizinischen Einsatz bei Augen- und Ohrenerkrankungen verantwortlich sein«. Das krebshemmende Phenol Quercetin wird vom Körper am besten aufgenommen. Dem Epicatechin wird neben der antioxidativen auch krebshemmende Wirkung zugeschrieben.

Dieser Rebsaft, die Rebtränen »Lachryma Vitis« oder Rebwasser, ist außerdem ein kostbares Heilmittel zur Behandlung von Hautkrankheiten, Geschwüren und Ausschlägen.

Rebtropfen, ölige

Guttae Vitis oleosae rosatae

Inhaltsstoffe:

Rebstocksaft, Olivenöl, Rosenöl.

Indikation:

Universalheilmittel bei Ohrenschmerzen; Mittelohrentzündung, Kopfschmerzen, Fazialis- und Trigeminusneuralgie.

Anwendung:

Bei Ohrenschmerzen die Tropfen vor Gebrauch schütteln und rund um die Ohren einreiben, vor und hinter dem Ohr, NICHT ins Ohr tropfen! Wirkt bei beginnender Mittelohrentzündung fast immer sofort, ohne andere Medikamente. Bei Kopfschmerzen kräftig die schmerzende Kopfpartie einreiben. Nötigenfalls halbstündlich wiederholen. Ebenso verfahren bei Neuralgie durch Erkältungen.

Zusatzhinweis:

Die öligen Rebtropfen können wegen des Olivenöls mit der Zeit ranzig werden oder nach Schwefelwasserstoff riechen. Sie sind trotzdem wirksam.

Eigene Herstellung:

4 ml einfache Rebtropfen (Rebstocksaft) mit 6 ml Olivenöl und 2 Tropfen Rosenöl vermischen.

Rettich-Mischpulver

Herba Raphani pulvis cp.

Inhaltsstoffe:

Rettichblätter-Pulver, Fenchelsamen-Pulver.

Indikation:

1. Kraftlosigkeit, Kräftigungsmittel für Kranke, bei Blähungen, Neurasthenie (Nervenschwäche), geistiger Erschöpfung, Burn-out-Syndrom;
2. Reinigung, Verschleimung, Umweltschadstoffe, Übergewicht, Schwäche
3. Mukoviszidose, Polypen, Darmpolypen.

Zubereitung bei Indikation 1:

100 g Rettich-Mischpulver mit 1 Msp. Steinsalz mischen.

Anwendung:

1 × täglich 1 TL Pulver auf Brot essen. Kurdauer nicht länger als 4 Wochen.

Zusatzhinweis:

Anstatt Rettich-Mischpulver kann man auch geriebenen frischen Meerrettich 1:1 mit Fenchel-Pulver vermischen.

Zubereitung bei Indikation 2:

Einen großen geschälten Rettich zerkleinern und durch eine Gemüsepresse geben. Den so gepressten Saft kann man einige Stunden im Kühlschrank kühl stellen, damit er den beißenden Geschmack verliert.

Anwendung:
Täglich 1–2 EL Rettichsaft mit der gleichen Menge Fenchel-Pulver gemischt wie unter Rezept 1 einnehmen. Tagesdosis 50–150 ml. Kurdauer nicht länger als 4 Wochen, nach 7 Tagen eine Pause von 3 Tagen einlegen.

Zubereitung bei Indikation 3:
750 ml Wein mit 100 g Honig kurz aufkochen und in die Siedehitze 50 g Rettich-Mischpulver geben, abgießen und abfüllen.

Anwendung:
1 LG vor und nach dem Essen. Kurdauer nicht länger als 4 Wochen.

Aus der wissenschaftlichen Pflanzenheilkunde:
Die Rettichwurzel (Raphani sativi radix) enthält als wirksamkeitsbestimmende Inhaltsstoffe ätherisches Öl mit antimikrobiellen und antiviralen Eigenschaften sowie Senföle, die für den beißenden Geschmack verantwortlich sind.
Rettich ist ein altes Volksheilmittel gegen Gallenerkrankungen. Er wirkt nicht galletreibend, sondern tonisierend und sekretionsfördernd auf den Darm. Der Stuhlgang wird also gefördert, die Galle kann leichter abfließen. Die Darmflora wird günstig beeinflusst.
Die hervorragende Wirkung auf Leber und Galle kommt in-

direkt über den Darm. Besonders wirksam bei chronischen Gallenwegsstörungen und Verstopfung.
Kräftige dickleibige Personen reagieren positiv auf Rettich, weil sie offensichtlich stärkere Reize brauchen.

Ringelblumen-Blüten

Calendula officinalis

Indikation:

Universal-Antidot bei akuten Vergiftungen durch Lebensmittel (Pilze, Fleisch, Fisch), bei chronischen Vergiftungen durch Arzneimittel, während einer Chemotherapie.

Zubereitung und Anwendung:

1–2 TL Ringelblumenblüten in 1 Tasse Wein einlegen und erhitzen, aber nicht kochen. Lauwarm trinken. Meistens wird das »Gift« anschließend durch Erbrechen oder Durchfall ausgeschieden. Zusätzlich für eine Ringelblumen-Kompresse 2–3 EL Ringelblumen kurz mit 250 ml Wasser kochen und die warmen Blütenblätter direkt auf den Oberbauch und die Lebergegend legen. Mit einer Kompresse abdecken und 1 Std. im Bett liegen bleiben.
Bei akuten Vergiftungen ist Bettruhe für einige Tage nötig (Leberschaden!). Zusätzlich trinkt man während dieser Tage weiter lauwarmen Ringelblumen-Wein.

Aus der wissenschaftlichen Pflanzenheilkunde:

Die Ringelblumenblütenblätter haben aufgrund ihrer vielfältigen Inhaltsstoffe eine umfangreiche Wirksamkeit auf den menschlichen Organismus, dennoch wurde bisher in keiner einzigen wissenschaftlichen Arbeit die starke Entgiftungswirkung nachgewiesen, die nur von Hildegard beschrieben wurde und die ich bei vielen schweren Vergiftungsfällen beobachtet habe. Die ätherischen Öle zeigen deutliche antimikrobielle Wirksamkeit gegen Bakterien, Pilze und Trichomonaden. Selbst Grippe- und Herpesviren werden von Ringelblumen gehemmt. Ringelblumen enthalten Inhaltsstoffe mit einer starken entzündungshemmenden und antitumoralen Wirkung.

Rosen-Lakritz-Saft

Succus Liquiritiae rosatae

Indikation:

Katarrhe der oberen Luftwege, Heiserkeit, Halsentzündung, Halsschmerzen, Herpesbläschen, Speiseröhrenentzündung, Magenschmerzen, Gastritis, Magen-Darm-Geschwüre, Stimmungsschwankungen.

Eigene Zubereitung:

70 ml Süßholzwurzelsaft mit 30 ml Rosen-Urtinktur vermischen.

Anwendung:

1–3 × täglich ½–1 TL einnehmen, vor dem Schlucken gut im Mund einspeicheln. Hilft und lindert sofort. Kurdauer 2–3 Tage, maximal 4 Wochen.

Aus der wissenschaftlichen Pflanzenheilkunde:

Aus den Süßholzwurzeln, Liquiritiae radix oder *Glycyrrhiza glabra,* erhält man den Lakritzsaft Succus Liquiritiae mit einer hormonähnlichen Wirkung wie dem körpereigenen Cortisol. Man nennt deshalb den Süßholzsaft auch das »pflanzliche Cortison« ohne dessen schädliche Wirkung.
Zahlreiche ätherische und phenolische Inhaltsstoffe der Süßholzwurzel besitzen eine deutliche antimikrobielle, antivirale und antimykotische Wirkung. Süßholzsaft ist auch in der Lage, das Tumorwachstum zu hemmen. Durch Süßholzsaft

kann es zu einer vollständigen Hemmung der Histaminausschüttung bei allergischen Reaktionen kommen.
Süßholz-Lakritz-Saft ist die »Feuerwehr« bei allen Entzündungen und Infektionen der oberen Luftwege, selbst bei Herpes simplex.

Rosen-Olivenöl

Oleum rosatum

Inhaltsstoffe:
Echtes Rosenöl, Olivenöl.

Indikation:
Universal-Schmerzmittel bei Rheumaschmerzen, Gichtschmerzen; Krämpfe, Abszesse, Furunkel; hilft oft auch bei beginnenden Gallen- und Nierenkoliken.

Zubereitung:
100 ml Olivenöl mit 5 Tropfen echtem Rosenöl vermischen.

Anwendung:
Schmerzhafte Gelenke, Muskeln, Nerven kräftig einreiben. Bei Muskelkrämpfen (Wadenkrämpfen) sehr kräftig über den krampfenden Muskel reiben. Er soll durch das Einreiben »heiß« werden. Nicht »streicheln«, sondern spiralförmig einreiben.
Bei Abszessen auftragen, damit sie schneller reifen und schmerzloser aufgehen.

Aus der wissenschaftlichen Pflanzenheilkunde:
Die Damaszener-Rose enthält außer den wohlriechenden ätherischen Ölen Blütenfarbstoffe aus Bioflavonoiden, die den Rosen insgesamt eine antibakterielle, antimykotische, viruzide, schmerzlindernde, krampflösende und zellregene-

rierende Wirkung verleihen. Echtes Rosenöl verstärkt die Wirksamkeit aller Inhaltsstoffe um das Zehnfache.

Zusatzhinweis:
Das echte Rosenöl wird durch Destillation von Rosenblättern gewonnen und ist begreiflicherweise sehr teuer! Für 1 kg kostbares Rosenöl braucht man circa 4–5 t Rosenblüten, die in etwa 800 Stunden handgepflückt werden!

Salbei-Blätter

Folia Salviae

Indikation:

1. Blasenschwäche, Blasenentzündung, Harnwegsinfekt, Nierenbeckenentzündung, Reizblase, Inkontinenz, Rheuma
2. Zum Entgiften von Giftstoffen aus Lebensmitteln oder Umweltgiften sowie von Giftstoffen (Toxinen), die durch Krankheiten entstanden sind
3. Brechreiz nach Lebensmittelvergiftung, Bluterbrechen
4. bei Infektionskrankheiten.

Zubereitung:

Bei Indikation 1: 1 EL Salbeiblätter mit 250 ml Wasser 1 Min. aufkochen, absieben.

Bei Indikation 2: 1 EL Salbeiblätter frisch, getrocknet oder gepulvert ins Essen, auf Brot.

Bei Indikation 3: 1 EL Salbeiblätter mit 250 ml Wein, verdünnt mit 50 ml Wasser, 1 Min. aufkochen, 1 EL Butter hinzufügen und abfiltrieren.

Bei Indikation 4: 1 EL Salbeiblätter mit 250 ml Wein 1 Min. aufkochen, abfiltrieren.

Anwendung:

Jeweils 1 × täglich die genannte Menge trinken bzw. essen.

Aus der wissenschaftlichen Pflanzenheilkunde:
Aufgrund seiner reinigenden Wirkung beseitigt Salbei alle Gift- und Schlackenstoffe, die durch eine Krankheit, durch Umweltgifte oder bei schlechter Ernährung entstehen. Dazu gehört auch die Beseitigung von Stoffwechselschlacken und Fäulnisstoffen bei Darmschleimhautentzündungen.
Im Gegensatz zur normalen Anwendung von Salbeitee als Aufguss beschreibt Hildegard sicherheitshalber die Zubereitung als Aufkochung, um das lebertoxische Thujon durch Wasserdampf zu entfernen.

Salbei-Creme (Virita® Salbei Anti Cellulite Creme)

Unguentum Salvia

Inhaltsstoffe:

Aqua, Salbei, Sonnenblumenöl, Kaolin, Haselnuss, Weizenkeimöl, orientalisches Amberbaumharz, Lecithin, Hectorit, Parfüm ätherischer Öle, Aralie, Schachtelhalm, Ginkgoblätter, Thymian, natürliche Sorbinsäure, Vitamin E (Tocopherol), Fenchel, Dinkelextrakt (alles aus kontrolliert biologischem Anbau oder Wildpflanzensammlung).

Indikation:

Bei Herpes genitalis, Kondyloma-Warzen bei HP-Viren, Fuß- und Hautpilz; Straffung der Haut und des Bindegewebes, mobilisiert den Fettstoffwechsel und aktiviert die Lymphflüssigkeit zum Fettabtransport, insbesondere bei Orangenhaut (Cellulite). Die Cellulite ist eine typische Erkrankung der Unterhaut, meistens bei Frauen. Sie entsteht durch vermehrte Fetteinlagerung ins Unterhautbindegewebe. Die Fettzellen verselbständigen sich und werden ins Unterhautbindegewebe wie Läppchen eingelagert. Dadurch lagert die Haut an Bauch, Po und den Oberschenkeln vermehrt Körperflüssigkeit ein und bekommt beim Drücken Dellen.

Anwendung:

2–3 × wöchentlich Salbei-Creme in die betroffenen Hautpartien von Gesicht und Körper einmassieren und einwirken lassen.

Zusatzhinweis:

Zur Verbesserung der Schlafqualität die Fußsohlen vor dem Schlafengehen mit Salbei-Creme einmassieren.

Aus der wissenschaftlichen Pflanzenheilkunde:

Salbei hat mit seinen ätherischen Ölen aus Campher, Thujon und anderen Terpenen eine antibakterielle, fungizide und antivirale Wirkung. Von allergrößter Bedeutung ist seine schweißhemmende Wirkung als Deodorant. Die vorhandene Rosmarinsäure hat antioxidative, entzündungshemmende Eigenschaften.

Schachtelhalm unterstützt und strafft aufgrund seines Silikatgehalts die Elastizität des Bindegewebes und repariert brüchige Blutgefäße (Couperose).

Ginkgo vitalisiert die Zellfunktion durch eine bessere Durchblutung und schützt die Hautzellen vor dem zerstörerischen Angriff freier stressbedingter Radikale.

Thymian wird von Hildegard zur Reinigung und Beseitigung von Fäulnis bei schuppiger, geschwüriger und schmerzhafter Haut empfohlen.

Weizenkeimöl enthält lebensnotwendige, ungesättigte Fettsäuren, insbesondere Linol- und Linolensäure mit entzündungshemmenden Eigenschaften und antimikrobieller Wirkung gegen Bakterien, Viren und Pilze. Es ist das Öl mit dem höchsten Vitamin-E-Gehalt (215 mg/100 g) und hat einen positiven Einfluss auf die Funktion der Keimdrüsen, weshalb es bei Fruchtbarkeitsstörungen empfohlen wird. Vitamin E bindet stressbedingte freie Radikale und kann so die Haut vor der Entstehung und Ausbreitung von Hautkrebs schützen.

Schafgarben-Pulver

Flores et Herba Millefolii pulv.

Inhaltsstoffe:
Pulverisierte Blätter und Blüten.

Indikation:

1. Universalheilmittel bei schlecht heilenden infizierten Wunden; Bestrahlungsschäden, Geschwüre; Operationsnachbehandlung, Trauma (Gewalteinwirkung, Unfall), innerliche Verwundungen, gequetschte, gerissene oder gebrochene Knochen, offene infizierte Beingeschwüre, offene Krebsgeschwüre, Neurodermitis, Ekzeme, Schuppenflechte, Sonnenbrand; infizierte Wunden mit Wundheilungsstörungen durch Hospitalkeime, auch MRSA.
2. Seelische Wunden durch Beziehungskrisen, Todesfall, Schock.

Zubereitung und Anwendung bei Indikationen unter 1:
Für einen Schafgarbentee 3 EL Schafgarben-Pulver in 1 l Wasser 2 Min. aufkochen, Tee durch ein Sieb gießen und über den Tag verteilt trinken. Zur Wundreinigung Schafgarbenkraut warm als Kompresse ½–1 Std. steril auf die vereiterte Wunde legen und öfter am Tage wechseln. Innerhalb von 10 Tagen ist die Heilung möglich.

Zubereitung und Anwendung bei Indikationen unter 2:
Für einen Schafgarben-Wein 3 EL Schafgarben-Pulver in 1 l Wein 2 Min. aufkochen, absieben und über den Tag verteilt trinken, bis die Heilung eintritt.

Zusatzhinweis:
Keine Operation ohne Schafgarbenschutz! 3 Tage vor einer OP und 7 Tage danach 1 × täglich eine Tasse Schafgarbentee mit ½ TL Schafgarben-Pulver trinken. Nach einer OP kann auch bis zu 1 l Schafgarbentee (wie unter Indikation 1) getrunken werden.

Aus der wissenschaftlichen Pflanzenheilkunde:
Die heilenden Eigenschaften der Schafgarbe beruhen auf dem wirksamen Zusammenspiel aller Inhaltsstoffe. Dazu gehören vor allem die wundheilenden und infektionshemmenden Wirkstoffe aus dem blauen ätherischen Schafgarbenöl und 3 neuentdeckte wirksame Naturstoffe mit einer starken krebshemmenden Wirksamkeit. Die Bioflavonoide sind wertvolle Antioxidantien, die stressbedingte Sauerstoffradikale einfangen, beseitigen und auf diese Weise Entzündungen hemmen und Krebs verhüten. Gleichzeitig können die Bioflavonoide als sogenanntes Vitamin P (P steht für »Permeabilität« oder »Durchlässigkeit«) brüchige Kapillaren und Gefäße sowie Hautschäden reparieren.
Die von Hildegard beschriebene Heilung seelischer Wunden und Verletzungen durch Schafgarben-Wein beruht auf der Wirkung von progesteronähnlichen Phytohormonen, die sich reichlich in Form von Beta-Sitosterol und Stigmasterol

in der Schafgarbe befinden. Die progesteronartige Wirkung sorgt für ein Gefühl von Leichtigkeit, Lebensfreude und Leistungsfähigkeit, auf Französisch und Englisch »resilience« – »das haut mich nicht mehr um«.
Man soll die Schafgarbe daher bei Liebeskummer, Stress, Demütigungen und seelischen Verletzungen einsetzen.

Hildegard schreibt:
»Wer durch einen Unfall verletzt ist, soll nach Desinfektion mit dem Weingeist-Oliven-Rosen-Öl Schafgarbe in Wasser kochen und das Wasser leicht ausdrücken und sie so leicht warm als Kompresse auf die Wunde legen. So nimmt sie der Wunde Eiter und Geschwüriges und heilt die Wunde.
Wenn die Wunde granuliert ist, kann man auch die Schafgarbe direkt auf die Wunde legen, und sie heilt noch komplikationsloser.
Wer aber innerlich (seelisch) verletzt ist und sich wie durchgeprügelt fühlt, trinke Schafgarbenpulver in warmem Wein bis zur Heilung.«

Schafgarben-Salbe (Virita® Blue)

Unguentum Achillea millefolium cp.

Inhaltsstoffe:
Schafgarbe, Kokosöl.

Indikation:
Universalheilmittel bei schlecht heilenden infizierten Wunden und Geschwüren; Bestrahlungsschäden, Verletzungen durch Operationen, offene infizierte Beingeschwüre, Ekzeme, Geschwüre, Schuppenflechte, Sonnenbrand; Infektionsschutz der Haut und Schleimhaut gegen Bakterien, Pilze und Viren; Tumorrezidiv-Prophylaxe und Rehabilitation nach Hautkrebs.

Anwendung:
3 × täglich auf die Wunde oder um den Wundrand herum auftragen.

Aus der wissenschaftlichen Pflanzenheilkunde:
Das wundheilende Schafgarbenöl ist eine besonders kostbare, wohlriechende Rarität mit bis zu 40 Prozent Azulen, einem blauen Öl, und einem azulenfreien Öl. Die heilenden Eigenschaften der Schafgarbe beruhen auf dem wirksamen Zusammenspiel aller Inhaltsstoffe. Dazu gehören vor allem die wundheilenden und infektionshemmenden Wirkstoffe aus dem blauen ätherischen Schafgarbenöl. Die neu entdeckten Inhaltsstoffe der Schafgarbe besitzen eine krebshem-

mende Wirksamkeit. Die Bioflavonoide sind wertvolle Antioxidantien, die stressbedingte Sauerstoffradikale einfangen und beseitigen und auf diese Weise Entzündungen hemmen und Krebs verhüten. Gleichzeitig können die Bioflavonoide als sogenanntes Vitamin P brüchige Kapillaren und Gefäße sowie Hautschäden reparieren.

Schafgarbe enthält sehr viel Chlorophyll mit Magnesium als Zentralatom. Chlorophyll aktiviert den Zellstoffwechsel und trägt zur Reparatur und Regeneration von verletzten Zellen bei. Die Tannin-Gerbstoffe der Schafgarbe sorgen für die Granulation des Wundgewebes und somit für eine optimale Wundheilung.

Die Phytosterine der Schafgarbe können als Progesteronstimulator die Zellen erfrischen und als Anti-Aging die vorzeitige Faltenbildung und Alterung der Haut verhüten. Schleimstoffe schützen Haut und Intimschleimhäute vor Mikroorganismen, wie z. B. Bakterien, Pilze und Viren. Schafgarbe enthält Cumarin, das die Hautdurchblutung verbessert und die Verklumpung der Thrombozyten verhindert. Die Schafgarbe fördert somit den venösen Rückfluss des Blutes zum Herzen, wodurch sich der Kreislauf und die Durchblutung der Beine verbessern und Durchblutungsstörungen bei schweren Beinen, Krampfadern, Schaufensterkrankheit und Kreislaufschwäche beseitigt werden können.

Schafgarbe hat aufgrund seiner Inhaltsstoffe eine bewiesene entzündungshemmende und wundheilende Wirkung. Von allergrößter Bedeutung ist die starke antiseptische, desinfizierende und antimikrobielle Wirkung des Azulens gegen Bakterien, Viren, Pilze und Parasiten, selbst in Fällen, wo

Antibiotika nicht mehr helfen. Diese Wirksamkeit wurde bei vielen Wundheilungsstörungen beobachtet, die durch Krankenhauskeime hervorgerufen waren.

Hildegard schreibt:
»Die Schafgarbe hat ganz ausgeglichene und feinstoffliche Heilkräfte zur Ausheilung von Wunden … Sie nimmt der Wunde das Eitern und Geschwürigwerden und heilt die Wunde. Wenn sich die Wunde zusammenzieht und zu verheilen anfängt, dann kann man den Verband entfernen und die (gekochte/warme) Schafgarbe direkt auf die Wunde legen, und sie heilt noch komplikationsloser und vollkommener.«

Selleriesamen-Mischpulver

Pulvis Apii cp.

Inhaltsstoffe:

Selleriesamen, Weinraute, Muskatnuss, Gewürznelken, Steinbrech.

Indikation:

Universal-Rheumaschmerzmittel; Gicht, Parkinson, Gliederzittern, unwillkürliches Zucken am Mundwinkel.

Anwendung:

Täglich 1 TL Pulver auf Dinkelbrot.
In schweren Fällen anfangs 3 TL täglich. Davon 2 × 1 TL vor und 1 TL nach dem Essen. Nach Besserung 2–3 Wochen 2 TL täglich, Kurdauer 6–8 Wochen.

Aus der wissenschaftlichen Pflanzenheilkunde:

Selleriesamen enthält antimikrobiell wirksames ätherisches Öl, entzündungshemmende Bioflavonoide, Cumarin zur Verhütung von Thrombose- und Emboliegefahr sowie fettes Öl mit beißendem Geschmack. Insgesamt sind die Selleriesamen in dieser Kombination mit der psychotropen Muskatnuss in der Lage, Rheuma- bzw. Gichtschmerzen zu beseitigen.

Eigene Zubereitung Mischpulver:

60 g Selleriesamen
20 g Weinraute
15 g Muskatnuss
10 g Gewürznelken
5 g Steinbrech

Tannen-Salbe

Unquentum Abietis cp.

Inhaltsstoffe:
Frühlings-Tannenspitzen und -rinde, Salbeiblätter, Butter.

Indikation:
Magen-Darm-Schmerzen, Bauchspeicheldrüsenbeschwerden bei Diabetes, Milzleiden, Gallenkolik, schwere Kopfschmerzen (oft ein Vorzeichen für einen Schlaganfall), Nebenhöhlenentzündung.

Anwendung:
Bei Schmerzen zuerst die Herzgegend mit der Tannen-Salbe einreiben und dann das Sonnengeflecht (Solarplexus). Bei Milzschmerz mit der Tannen-Salbe zuerst die Herzgegend einreiben und dann links die Milzgegend.

Aus der wissenschaftlichen Pflanzenheilkunde:
Die Zweige, Knospen und jungen Triebe der Tanne sind reich an ätherischen Ölen, die antiseptische und schleimlösende Eigenschaften haben. Weiterhin enthalten Tannenspitzen u. a. Pinen, Campher und Provitamin A, Cumarin und Bioflavonoide. Tannenspitzen und -spitzenknospen haben sich bis heute als erfolgreiches Mittel gegen Husten und Bronchitis erwiesen, weil die Inhaltsstoffe, insbesondere die ätherischen Öle, die zähe Verschleimung bei akuter Bronchitis und Katarrhen beseitigen. Äußerlich beseitigen die Tan-

neninhaltsstoffe über die Haut in der Tiefe Muskelschmerzen und -verkrampfungen.

Eigene Herstellung Tannen-Salbe:

50 g Frühlings-Tannenspitzen/-rinde
25 g Salbeiblätter
250 ml Wasser
100 g Butter
Frühlings-Tannenspitzen und -rinde und Salbeiblätter klein schneiden und mit dem Wasser zu Brei kochen, Butter hinzugeben, noch mal kurz aufkochen. Dann kalt rühren, Wasser abpressen, Salbe steril abfüllen, im Kühlschrank aufbewahren.

Tausendgüldenkraut

Herba Centaurii erythraea

Indikation:

Knochenheilung, Knochenbruch, Knochenverjüngung, Kallusbildung.

Zubereitung:

1–2 TL Tausendgüldenkraut mit 250 ml kochendem Wein übergießen, kurz ziehen lassen, aber nicht absieben!

Anwendung:

1–3 × täglich diese Teemenge trinken, mit Rohrzucker oder Honig süßen.

Zusatzhinweis:

Erst die kurmäßige Einnahme mit den Bitterstoffen des Tausendgüldenkrauts zeigt die Erfolge, die mit einer einmaligen Einnahme nicht möglich sind.
Was die Schafgarbe bei Hautwunden bewirken kann, ist das Tausendgüldenkraut bei Knochenbrüchen.

Aus der wissenschaftlichen Pflanzenheilkunde:

Tausendgüldenkraut enthält Bitterstoffe, die in einer Verdünnung von 1:3500 noch bitter schmecken – es ist die bitterste Pflanze, die es gibt. Es kommt zu einer Steigerung der Absonderung der Schleimhäute, insbesondere in den Arterien, wodurch Ablagerungen abtransportiert werden.

Tausendgüldenkraut-Kekse

Trochisci Centaurii

Indikation:

Schlaganfall, Halbseitenlähmung (rechts), Sprachstörungen (Aphasie), Arteriosklerose, Gefäßverjüngung, Gicht sowie die Beseitigung von Stoffwechselschlacken, die dieses Leiden auslösen, Parkinson, Vergichtung, Rheuma; Bittermittel.

Zubereitung:

Je 50 g Tausendgüldenkraut, Tausendgüldenkrautwurzel und Hirschtalg sowie 250 g Dinkelmehl mit 150 ml Wasser mischen und zu einem Teig verkneten.
Ausrollen, Kekse ausstechen und im Ofen bei 180 °C 5 Min. backen.

Anwendung:

Täglich 1–2 Kekse kurmäßig für einen Zeitraum von mindestens 3 Monaten.

Zusatzhinweis:

Erst die kurmäßige Anwendung zeigt Erfolge, die mit einer einmaligen Einnahme nicht möglich sind.

Topas-Stein

Lapis Topas

Indikation:
Universalheilmittel bei Glaukom; grüner Star, erhöhter Augeninnendruck, Sehschwäche.

Zubereitung:
Einen Goldtopas 3 Tage und 3 Nächte in 1 LG trockenen Wein einlegen.

Anwendung:
Mit dem weinbefeuchteten Topas 1 – 2 × am Tag die Augenlider befeuchten.
5 Tage lang den Topas immer wieder in diesen Wein tauchen und die Augen damit bestreichen.
Alle 5 Tage frischen Topas-Wein herstellen.

Zusatzhinweis:
Alle 4 Wochen sollten Sie den Augeninnendruck beim Augenarzt kontrollieren lassen. Der Augeninnendruck ist nach 3 Monaten meistens normal. Betablocker sind oft gar nicht mehr nötig.

Veilchen-Elixier

Decoctum Violae cp.

Indikation:

Chronische Depression, Melancholie mit oder ohne Lungenschädigung, klimakterische Depression.

Zubereitung:

15 g Veilchenblüten und Veilchenblätter, 10 g Galgant und 20 g Süßholzwurzel-Pulver in 1 l Wein über Nacht stehen lassen, dann 3 Min. aufkochen, absieben, nochmals aufkochen und in Flaschen abfüllen.

Anwendung:

4 Wochen lang täglich einmal ½ – 1 Tasse, dann Pause. Evtl. Kurwiederholung bis zu einem deutlichen Stimmungsumschlag.

Zusatzhinweis:

Wenn die Lunge nicht heilen will, dann können zwei Hauptursachen vorliegen: ein älterer Leberschaden (Gelbsucht als Vorgeschichte) oder eine Depression. Im ersten Fall nimmt man Hirschzungen-Elixier, im zweiten Fall Veilchen-Elixier.

Veilchen-Salbe

Unguentum Violae odoratae

Inhaltsstoffe:
Veilchensaft aus Blättern und Blüten, Olivenöl, Ziegenfett, Rosenöl.

Indikation:
Narbenbehandlung; Brustkrebs, Zystenbildung (Brust, Niere oder Eierstock), Myome; Bestrahlungsschäden (Vor- und Nachbehandlung), Mastopathie, Lymphknotenschwellung, Geschwüre; Kopfschmerzen bei Stirnhöhlenentzündung.

Anwendung:
Brustkrebsknoten oder Operationsnarbe vom Rand her gegen die Mitte mehrmals täglich mit kreisenden Bewegungen mit der Salbe einreiben. Nach Bestrahlung ebenfalls vom Rande her gegen die Mitte mindestens 2 × täglich einreiben. Bei Kopfschmerzen die Salbe in Stirn, Schläfen und Nacken einmassieren.
Zur Behandlung von Myomen kann man sich die Veilchen-Salbe vom Apotheker zu Veilchen-Scheidenzäpfchen verarbeiten lassen. Diese Zäpfchen vaginal einführen und über Nacht wirken lassen. Behandlungsdauer etwa 4 Wochen.

Zusatzhinweis:

Veilchen-Salbe ist in der Hildegard-Heilkunde das Wundheilmittel Nr. 1. Keine andere Salbe vermag so schnell und so viel zu helfen. Sie »entstört« das verletzende Geschehen und beendet dank ihrer wirksamen Inhaltsstoffe die entzündliche Reaktionskette. Das ätherische Öl stärkt den äußeren Schutzmantel der Haut und unterstützt die körpereigene Abwehrkraft der Haut gegen Mikroorganismen und Umwelteinflüsse.

Aus der wissenschaftlichen Pflanzenheilkunde:

Die großartige Wirksamkeit der Veilchen-Salbe beruht auf den sehr wertvollen Inhaltsstoffen der Veilchen, zu denen besonders das ätherische Öl gehört. Im Blütenöl befindet sich das ätherische Öl mit dem charakteristischen veilchenartigen Geruch und einer ausgeprägten Wirkung als Antioxidans und Radikalfänger. Das ätherische Öl der Veilchen hat eine deutliche antiseptische, antimikrobielle, antivirale und antimykotische Wirkung, wodurch das Veilchenöl als Wundheilmittel eingesetzt werden kann.

Auch die entzündungshemmende Wirkung der Veilchen konnte bewiesen werden, wobei das Veilchen eine mit Cortison vergleichbare Stärke entfaltet.

Alle Pflanzenteile des Veilchens enthalten das antitumoröse Alkaloid Violin. Weitere Inhaltsstoffe helfen als Alkaloide bei allen Formen von Krebs.

Veilchen-Salbe (Virita® Balm)

Unguentum Violae cum rosatae, salviae et geraniae

Inhaltsstoffe:

Sheabutter, Salbei, Sonnenblumenöl, Duftveilchen, Dinkelextrakt, ätherische Öle aus Rose und Geranie.

Indikation:

Universalsalbe für wunde und empfindliche Hautzonen; Dekolleté- und Intimpflege, Neurodermitis, Zysten, Knoten, Allergien, Juckreiz, Falten, Warzen, Lippen- und Genitalherpes, Hautallergien, Ekzeme, Candida.

Anwendung:

Betroffene Stellen täglich mit Virita® Balm einreiben, bis Besserung eintritt.

Brustkrebsknoten oder Operationsnarbe vom Rand her gegen die Mitte mehrmals täglich mit kreisenden Bewegungen mit der Salbe massieren. Nach Bestrahlung ebenfalls vom Rande her gegen die Mitte mindestens 2 × täglich einreiben.

Zusatzhinweis:

Diese kosmetische Salbe ist keine Original-Hildegard-Rezeptur, sondern eine kosmetisch verfeinerte Variante der Veilchen-Salbe ohne das geruchsintensive Ziegenfett. Sie wirkt jedoch aufgrund der Inhaltsstoffe bei den gleichen Indikationen wie die klassische Veilchen-Salbe nach Hildegard.

Aus der wissenschaftlichen Pflanzenheilkunde:

Das wertvolle Rosenöl hilft der trockenen und rissigen Haut bei Hormonregulationsstörungen. Rosenöl ist schmerzlindernd, krampflösend, bakterizid, antiviral, antimykotisch, zellregenerierend und vitalisierend.

Echtes Rosenöl verstärkt die Wirksamkeit aller anderen Inhaltsstoffe, Salben und Tinkturen um das Zehnfache.

Veilchenblüten-Wasser (Virita®)

Aqua Violae

Inhaltsstoffe:

Veilchen, orientalisches Amberbaumharz, Balsam von Tolu, ätherische Öle, Ringelblume, Heidekraut, Duftrose, Schwarzer Holunder, Lindenblüten, Molke, Dinkelextrakt, Wasser.

Indikation:

Zur Heilung und Tiefenreinigung verletzter und gereizter Haut, besonders bei Neurodermitis oder Psoriasis; für unreine, verletzte, trockene oder rissige Problemhaut, trockene und empfindliche Männerhaut; nach Verletzungen und nach dem Rasieren; zur Vitalisierung bei Anspannung in Gesicht und Augen, insbesondere nach Computerarbeit, nach Augenreizung und Entzündung.

Anwendung:

Mehrmals täglich Gesicht oder betroffene Körperstellen einsprühen. Das Veilchenblüten-Wasser wird zur Regeneration der Haut als Allererstes nach dem Duschen eingesetzt. Mit dem Zerstäuber sparsam das Gesicht, den Körper, die Achselhöhlen und den Intimbereich befeuchten und das Veilchenblüten-Wasser einwirken lassen.

Aus der wissenschaftlichen Pflanzenheilkunde:

Die Veilcheninhaltsstoffe bringen die Wundheilung voran. Veilchen sind das stärkste Wundheilmittel, wenn es darum geht, Hautkrankheiten zu heilen oder den Körper vor Schwellungen, Knoten, Warzen und krebsartigen Entartungen zu schützen. Die tägliche Anwendung erhöht die Abwehrkraft und Vitalität der Haut und schafft ein Hautgefühl, das sich angenehm auf Leib und Seele auswirkt.

Wacholderbeeren-Elixier

Decoctum Fructus Juniperi cp.

Indikation:
Bronchialasthma, Atemnot.

Zubereitung:
10 g Wacholderbeeren, 20 g Königskerze, 40 g Bertramwurzel und 20 g Alantwurzel (2 EL grob geschnitten) in 1 l Wein geben, einen Tag stehen lassen. Alant und alle Kräuter bleiben in der Flasche. Immer nur jeden Abend die Menge für den nächsten Tag absieben, damit das Elixier am Morgen temperiert ist; das übrige Elixier (samt Kräutern!) kühl stellen.

Anwendung:
1 LG nüchtern jeweils vor dem Frühstück und dem Mittagessen, 2–3 Wochen lang.

Aus der wissenschaftlichen Pflanzenheilkunde:
Das ätherische Öl der Wacholderbeeren (Fructus Juniperi) ist in der Lage, die Verschleimung der oberen Luftwege und der Bronchien zu beseitigen und die Atemfunktion zu verbessern.

Walnuss-Elixier

Decoctum Herba Juglandis cp.

Inhaltsstoffe:
Walnussblättersaft, Königskerzensaft, Brennnesselsaft, Weinessig, Wein, Honig.

Indikation:
»Wurmkur« bei Darmparasiten, Würmern, Spulwürmern.

Anwendung:
2–4 Wochen lang je 1 LG vor und nach dem Essen.

Zusatzhinweis:
Den Heilerfolg durch eine Stuhlanalyse vor und nach der Behandlung kontrollieren lassen!

Aus der wissenschaftlichen Pflanzenheilkunde:
Walnussblätter enthalten bemerkenswerte Mengen von Gerbstoffen, darunter Juglon, ein natürlicher brauner Farbstoff. Juglon wirkt antibakteriell und gegen Darmpilze. Innerlich hat sich der Walnussextrakt bei Magen-Darm-Katarrhen und in der Kombination mit Königskerze- und Brennnessel-Urtinktur als Antiwurmmittel zur Beseitigung von Parasiten bewährt.

Eigene Zubereitung Walnuss-Elixier:

20 ml Walnussblättersaft-Urtinktur

10 ml Königskerzensaft-Urtinktur

10 ml Brennnesselsaft-Urtinktur

3 EL Weinessig

100 g Honig

1 l Wein

Alles zusammen kurz aufkochen, dann in Flaschen steril abfüllen.

Wasserlinsen-Elixier

Decoctum Lemnae minor

Inhaltsstoffe:

Salbeiblätter, Fenchel, Rainfarnkraut, Honig, Rotwein, weißer Pfeffer, Wasserlinsen, Blutwurz, Ackersenf, Labkraut, Ingwer, Zimt.

Indikation:

Universalheilmittel zur Normalisierung der körpereigenen Abwehrkräfte; Immunstimulation, Schutz vor Krebs und anderen Autoaggressionskrankheiten, Tumorrezidiv-Prophylaxe, charakteristische Beschwerden der Präkanzerose (Vorkrebskrankheit) wie extreme Abwehrschwäche, Herzschmerzen, ständige Erkältungen, chronische Leberleiden, Magen-Darm-Beschwerden, Koliken oder wandernde Rheumaschmerzen.

Anwendung:

Täglich 1 LG vor dem Frühstück und vor dem Schlafengehen nehmen.

Als Vorbeugung gegen Abwehrschwäche, Erkältungskrankheiten, Vireninfektionen nimmt man jedes Jahr, am besten über die Winterzeit, eine Kur mit 8 Flaschen (4 l). Bei Krebspatienten hat sich diese Kur nach der Operation und während der Chemotherapie als Tumorrezidiv-Prophylaxe bewährt. Kurdauer 3 Monate.

Bei Krebs ist eine Einnahme durchgehend 1 Jahr lang empfehlenswert. Dann 2 Monate Pause und gegebenenfalls Wiederholung.

Zusatzhinweis:
Beim Wasserlinsen-Elixier der Firma Jura ist kein Rainfarn enthalten. Hier ist wichtig, in jede Flasche zusätzlich 10 Tropfen Rainfarn-Urtinktur hineinzugeben.

Aus der wissenschaftlichen Pflanzenheilkunde:
Ingwer hat aufgrund seiner ätherischen Öle starke antivirale, immunstimulierende, entzündungshemmende, schmerzstillende, nerventonisierende und vitalisierende Eigenschaften. Keine Droge kann die Abwehrkräfte stärker anregen als Ingwer, weshalb er in Asien als »Breitbandmedizin« verwendet wird. Ingwer hilft bei Schwächezuständen, neurovegetativen Beschwerden, Libidoverlust, Appetitverlust und Bauchschmerzen. Ingwer regt die Speichel- und Magensaftsekretion an, fördert die Verdauungstätigkeit und hilft bei Übelkeit und Erbrechen.
Zimt unterstützt das Immunsystem, verbessert die Verdauung, hilft bei Diabetes, wirkt vitalisierend, erwärmend und ist durchblutungsfördernd. Die ätherischen Öle im Zimt haben starke antibakterielle, antimykotische, antivirale, entzündungshemmende, krampflösende und schmerzstillende Eigenschaften. Zimt wirkt auch bei Schwäche- und Erschöpfungszuständen, bei rheumatischen Beschwerden, gegen Koliken und Gelenkschmerzen. Das Öl hat eine wohltuend erwärmende und stabilisierende Wirkung auf das vegetative Nervensystem.

Salbei ist mit seinen ätherischen Ölen ein Spezialist bei Entzündungen der Schleimhäute und hat eine starke antivirale, antibakterielle, antimykotische, fiebersenkende und wundheilende Wirkung. Salbei hilft bei Nachtschweiß und gegen psychosomatisch bedingte übermäßige Schweißentwicklung.
Salbei aktiviert den Gehirnstoffwechsel und die Gehirnleistung durch die Ausschüttung des Neurotransmitters Acetylcholin, der zur Stressbeseitigung und zur Erholung des Nervensystems nötig ist. Dadurch wird der große Ruhe-Nerv aktiviert, wodurch sich die Gehirnleistung und die Konzentrationsfähigkeit verbessern.
Fenchel ist aufgrund seiner karminativen, antibakteriellen, entzündungshemmenden, krampflösenden und schmerzstillenden Eigenschaften gut verträglich bei Magen-Darmbeschwerden sowie Darmkrämpfen. Wegen seiner östrogenähnlichen Wirkung wird Fenchel bei Periodenbeschwerden und PMS, bei verminderter Milchproduktion und bei Amenorrhö eingesetzt.
Rainfarn hilft aufgrund seiner starken antibakteriellen, antimykotischen, antiviralen, antiseptischen und tonisierenden und stimulierenden Eigenschaften bei Brechreiz und Übelkeit, Verdauungsstörungen, Blähungen und Krämpfen. Verwendet wird ausschließlich der Frühjahrssaft des Rainfarns, weil sich der toxische Anteil des ätherischen Rainfarnöls Thujon erst in der Blütezeit im August bildet. Außerdem ist Thujon wasserdampfflüchtig, so dass Thujon bei der Abkochung der Elixiere verschwindet.
Weißer Pfeffer regt aufgrund seiner Schärfe die Wärmerezep-

toren und den Appetit an. Es kommt zu einer besseren Durchblutung und einer vermehrten Speichel- und Magensaftsekretion.

Blutwurzkraut hat entzündungshemmende, antiallergische, antivirale, immunstimulierende und interferoninduzierende Eigenschaften. Es hilft bei Mund-, Rachen-, Magen- und Darmschleimhautentzündungen, gegen Durchfall, Verdauungsstörungen und Abwehrschwäche.

Ackersenf enthält Allylsenföl und ätherische Öle mit einer Wirksamkeit gegen Bakterien, Viren und Pilze. Er hilft bei Katarrh der Atemwege, Magen-Darm-Beschwerden sowie Gelenkerkrankungen und Weichteilrheuma.

Labkraut hilft innerlich und äußerlich bei Geschwüren, vereiterten Drüsen, Knotenbildung der Brust, Hautausschlägen, bei Nierengrieß und Nierensteinleiden, bei Wassersucht, Blasenkatarrh und Harnverhalten.

Wasserlinsen enthalten wertvolle Flavonoide als Radikalfänger, Cyclopentanfettsäuren mit entzündungshemmender Wirkung, die bei Entzündungen und Rheuma helfen können.

Zusätzlich:

Eine Diät auf der Basis von Dinkel, Obst und Gemüse, keine Küchengifte, keine Rohkost, kein Schweinefleisch.

Beseitigung der seelisch auslösenden Ursachen nach der Psychotherapie der Hildegard von Bingen.

Eigene Herstellung Wasserlinsen-Elixier (schwierig!):

1. Pulvermischung
2,5 g Ingwerwurzel-Pulver
10 g Zimtrinden-Pulver

2. Saftmischung
3 g Salbeiblätter
4 g Fenchel
2 g Rainfarnkraut ohne Blüten
Alle Zutaten zu Saft pressen.

3. Honig-Wein
90 g abgeschäumter Honig
1 l Rotwein
1,2 g weißer Pfeffer

4. Zwischenmischung:
Pulvermischung von 1. und Saftmischung von 2. zum Honig-Wein (3.) hinzugeben und alles vermischen.

5. Breimischung
20 g Wasserlinsen
40 g Blutwurz
40 g Ackersenf
15 g Labkraut

6. Endmischung:
Die Breimischung in ein Filtertuch geben, die Zwischenmischung (4.) darübergießen und filtrieren.

Weingeist-Oliven-Rosen-Öl

Vinum oleatum

Inhaltsstoffe:

Weingeist, Olivenöl, Rosenöl.

Indikation:

Wundbehandlung, Desinfektion, Wundheilungsstörungen.

Anwendung:

Alle Zutaten vor Gebrauch schütteln! Wunde mit Weingeist-Oliven-Rosen-Öl desinfizieren und eine sterile Leinwand (Verbandstoff) mit dem gleichen Gemisch tränken und auf die Wunde binden. Bei großen Wunden das Gemisch erwärmen, Leinwand (Verbandstoff) eintauchen und auf die Wunde legen. Nach dem Erkalten wieder erneuern. Anwendung 7–10 Tage bis zur vollständigen Heilung.
Diese Behandlung sorgt für eine gute Wundheilung auch bei infizierten Wunden. Kleine Wunden mit in Weingeist-Oliven-Rosen-Öl getränkten Wattestäbchen reinigen und öfter bestreichen.

Aus der wissenschaftlichen Pflanzenheilkunde:

Durch die Anwesenheit der ätherischen Öle aus der Duftrose wird die Wirkung um ein Vielfaches verstärkt, da sie selbst starke antiseptische, desinfizierende, immunstimulierende, entzündungshemmende, hautregenerierende, hormonregulierende und wundheilungsfördernde Eigenschaften ausüben.

Eigene Zubereitung Weingeist-Oliven-Rosen-Öl:
100 ml Weingeist (Alkohol 70%ig)
30 ml Olivenöl
0,5 ml Rosenöl

Weinrauten-Blätter

Herba Rutae

Indikation:

Melancholie, depressive Verstimmung, Aggressionen, Wechseljahresbeschwerden, Hitzewallungen, Sodbrennen, Magenbeschwerden (Bittermittel), Verdauungsstörungen, Zwölffingerdarmgeschwür, gestörter Gallenfluss (Stoffwechselstörungen).

Anwendung:

Regelmäßig nach jedem Essen einige Weinrautenblätter kauen. Kurdauer bis zu 1 Monat. Bei Bedarf nach 1 Woche Pause wiederholen.

Aus der wissenschaftlichen Pflanzenheilkunde:

Der lateinische Name der Weinraute (*Ruta graveolens* L.) bezieht sich auf ihren stark aromatischen Duft. Zu den wirksamen Inhaltsstoffen gehören ätherisches Öl mit der Hauptkomponente Thujon, Zuckerverbindungen, Harze und Alkaloide, die bei der Beseitigung von Stimmungsschwankungen und depressiven Zuständen eine Rolle spielen. Weinraute besitzt zudem antimikrobielle, krampflösende, entzündungshemmende und schmerzstillende Eigenschaften.
Bei depressiven Zuständen, Wut- oder Zornausbrüchen hat sich Weinraute in jeder Form erfolgreich bewährt. Weinraute darf nicht in der Schwangerschaft angewendet werden, weil sie zu einer Fehlgeburt führen kann.

Weinrauten-Salbe

Unguentum Rutae cp.

Inhaltsstoffe:
Weinraute, Bärenfett, Rosenöl.

Indikation:
Nierenerkrankungen, Nierenschmerz, Bluthochdruck.

Anwendung:
2–3 × wöchentlich über einen Zeitraum von 2 Monaten mit rhythmischen Bewegungen wie eine liegende 8 mindestens 15 Min. über beiden Nieren einmassieren (im Idealfall vor einem Ulmenholz-Kaminfeuer).

Eigene Herstellung:
10 ml Weinrautenblättersaft
10 ml Frühlings-Wermutblättersaft
50 g Bärenfett
5 Tropfen Rosenöl
Wermut- und Weinrautenblätter im Turbomix zerkleinern, Saft in einer Spätzlepresse o. Ä. ausdrücken, mit Bärenfett zu Salbe verarbeiten und mit Rosenöl konservieren.

Weizenkörner

Grana Tritici

Indikation:

1. Rückenschmerzen, Kreuzschmerzen, Hexenschuss, Ischialgie, Bandscheibenschmerzen.
2. Demenz, manische Verwirrtheit im Alter.

Zubereitung und Anwendung:

Bei Indikation 1: 1 kg ganze Weizenkörner ¼ Std. mit 2 l Wasser aufkochen, absieben und auf einem Frotteehandtuch (am besten mit einer Moltontuch-Unterlage) ausbreiten. Mit der Hand prüfen, ob sie nicht zu heiß sind. 2–3 Stunden vor dem Schlafengehen mit dem Rücken auf die Weizenkörner legen und liegen bleiben.
Jeweils 3 × wöchentlich bis zur Schmerz- bzw. Beschwerdefreiheit. Notfalls wiederholen.

Bei Indikation 2: Kopf mit gekochten warmen Weizenkörnern einpacken, indem man die warmen Körner in eine Badekappe gibt und über den Kopf zieht. Hilft großartig und führt zu einer guten Durchblutung, stärkt die Kopfgesundheit und die Konzentration.

Wermut-Eisenkraut-Mischung (»Zahnwehkräuter«)

Species Absinthi et Verbena officinalis L.

Inhaltsstoffe:
Wermutkraut, Eisenkraut (zu gleichen Teilen).

Indikation:
Zahnschmerzen, Zahn-OPs, Herdbeseitigung im Dentalbereich, Wurzelgranulom, Erkrankungen der Rachen- und Mundschleimhaut, Schmerzen und Neuralgien. Das Mittel hilft nicht bei Karies, sondern bei intensiven Zahnschmerzen und heilt Entzündungen.

Zubereitung:
1 EL der Kräutermischung in 250 ml Wein 3 Min. aufkochen, absieben, mit Rohrzucker oder Honig süßen.

Anwendung:
Schluckweise warm trinken. 1 – 3 × täglich die warmen Kräuter als Kompresse wie eine Rolle in Verbandsstoff einwickeln und zwischen Zahnherd und Backe innen auflegen, mindestens 30–60 Min. dort lassen. Oft genügt einmalige Anwendung. Bei Bedarf an 3 Abenden hintereinander vor dem Schlafengehen wiederholen.

Aus der wissenschaftlichen Pflanzenheilkunde:

Aufgrund seiner Inhaltsstoffe ist der Wermut ein besonders gutes Beispiel für ein Universal-Schleimhautmittel. Die Bitterstoffe bewirken eine Reizung der Schleimhäute, wodurch das Immunglobulin A freigesetzt wird und damit die Abwehrkräfte aktiviert werden. Diese entzündungshemmende Wirkung wird durch die extrem starken Bitterstoffe des Eisenkrauts noch verstärkt. Darüber hinaus haben die Inhaltsstoffe von Wermut und Eisenkraut eine antiinfektiöse, schleimhauttonisierende, spasmolytische und schmerzstillende Wirkung auf die Zahnfleischhaut. Bereits nach einer Anwendung verschwinden die schlimmsten Zahnschmerzen, und spätestens nach 3 Tagen kehrt wieder Ruhe an den Zahnherden ein.

Das echte Eisenkraut oder lat. *Verbena officinalis* enthält noch stärkere Bitterstoffe in Form von Iridoidglykosiden. Weitere Inhaltsstoffe, insbesondere Verbascosid sowie Verbenalin, üben eine antimikrobielle, antivirale und antimykotische (gegen Pilzbefall) Wirkung aus und steigern die Abwehrkraft, indem sie die Phagozytose auslösen. In der Literatur wird dem Verbascosid im Eisenkraut zudem eine Antitumorwirkung zugeschrieben.

Eigene Zubereitung Kräutermischung:

50 g Wermutkraut und
50 g Eisenkraut vermischen.

Wermut-Elixier

Decoctum Absinthii cp.

Inhaltstoffe:
Wermut, Wein, Honig.

Indikation:
Als Frühjahrskur Schutz vor den Killerkrankheiten Nr. 1 der westlichen Welt: Arteriosklerose gefolgt von Schlaganfall und Herzinfarkt; Vorbeugemittel gegen Erkrankungen der Lunge (Winteranfälligkeit, Grippe); Nierenschwäche, vorzeitige Alterserscheinungen, Magen- und Verdauungsstörungen, Ausfluss und Unterleibsentzündungen, Herzschwäche, Augenschwäche (grauer Star).

Anwendung:
Jeden 2. Tag von Mai bis Oktober 1 LG vor dem Frühstück nehmen. Bei Bedarf kann die Kur auch übers ganze Jahr durchgeführt werden.

Eigene Zubereitung Wermut-Elixier:
Wermutblätter im eigenen Kräutergarten bei zunehmendem Mond im Frühling (vor dem 21. Juni) ernten, zerkleinern, in einer Saftpresse o. Ä. ausdrücken.
1 l Wein mit 150 g Honig kurz aufkochen, 40 ml Wermutsaft dazugeben, sofort absieben und in Flaschen abfüllen.
Für eine Kur braucht man 5 l Wein.

Aus der wissenschaftlichen Pflanzenheilkunde:

Wermut hat folgende Eigenschaften: krampflösend, durchblutungsfördernd, karminativ – d. h. reinigt den Darm –, tonisierend auf alle Schleimhäute, er beschleunigt die Magenentleerung, ist appetitanregend, antiinfektiös und immunstimulierend.

Wermut mobilisiert die Abwehrkräfte und fördert die Rekonvaleszenz nach überstandenen Krankheiten, weshalb er auch von Hildegard als ein »Meister gegen alle Erschöpfung« gelobt wird.

Die Bitterstoffe des Wermuts regen die Schleimhäute zur Sekretion an, lösen dadurch die Ablagerungen in den Gefäßen und schützen so vor den Folgen der Arteriosklerose.

Wermut war früher das Kultgetränk vieler Künstler und einfacher Leute, weil er die Melancholie beseitigt und gute Laune zurücklässt.

Hildegard schreibt:

»Das Wermut-Elixier beseitigt in dir die Nierenschwäche und die Melanche (Ursache aller Krankheiten), klärt deine Augen, stärkt dein Herz und lässt nicht zu, dass deine Lunge krank wird. Es wärmt Magen und Darm (gute Durchblutung) und reinigt die Eingeweide und bereitet eine gute Verdauung.«

Wermut-Öl

Insoleatum Absinthi

Inhaltstoffe:
Wermutsaft, Olivenöl.

Indikation:
Husten, Hustenschmerz, Husten beim Kleinkind, Rippenfellreizung, Seitenstechen, Bronchitis, Grippe-Brustschmerz und ganz generell gegen alle Schmerzen.

Anwendung:
Einige Tropfen 1 × oder mehrmals täglich, aber besonders vor dem Schlafengehen, über dem Brustbein einreiben, solange die Beschwerden anhalten.

Eigene Herstellung Wermut-Öl:
Wermutblätter im eigenen Kräutergarten bei zunehmendem Mond im Frühling (vor dem 21. Juni) ernten, zerkleinern, in einer Spätzlepresse o. Ä. ausdrücken.
10 ml frisch gepressten Frühlings-Wermutsaft mit 20 ml Olivenöl mischen und in einer braunen Medizinflasche 10 Tage dem Sonnenlicht aussetzen, dann absieben.

Zusatzhinweis:
Wermut-Öl kann eine Allergie auslösen. Vorher sollten Sie deshalb immer einen kleinen Test machen: 1 Tropfen auf dem Handrücken einmassieren, 5 Min. warten und beobachten,

ob die Stelle rot wird. Wenn das der Fall ist, Wermut-Öl nicht anwenden.
Bitte beachten, dass die Haltbarkeit durch das Olivenöl, das rasch ranzig wird, begrent ist.

Wermut-Salbe

Unguentum Absinthi cp.

Inhaltstoffe:
Wermutsaft, Hirschtalg, Hirschmark, Rinderfett.

Indikation:
Arthritis mit Schmerzen an Fingern, Schultern, Hüften, Knien, Füßen; Gelenkrheuma, Arthrose.

Anwendung:
Betroffene Bereiche damit einreiben. Die Anwendung wirkt Wunder! Bereits wenige Minuten nach Anwendung verschwinden die Schmerzen, die Gelenke werden wieder beweglich. Bei fortgeschrittenen Fällen muss die Behandlung anfangs täglich erfolgen und kann 6 Wochen dauern. Im Laufe eines Jahres mehrmals wiederholen.

Eigene Herstellung Wermut-Salbe:
10 ml Frühlings-Wermutsaft
10 g Hirschtalg
6 g Hirschmark
8 g Rinderfett
Alles miteinander im Wasserbad erwärmen und durch Rühren zu einer Salbe verarbeiten und abfüllen.

Zitwerwurzel-Elixier

Decoctum Rhizoma Zedoariae

Indikation:
Gliederzittern, Parkinson.

Inhaltstoffe:
Zitwerwurzel, Galgantwurzel, Honig, Wein.

Anwendung:
Täglich 2 LG lauwarm trinken, dabei gut einspeicheln. Kurdauer: 2–6 Monate, dann ½ Jahr Pause und wiederholen. Die Regeneration der Nerven kann 6 Monate dauern.

Aus der wissenschaftlichen Pflanzenheilkunde:
Die aus Indien stammende Zitwerwurzel oder Weißer Curcuma *(Curcuma zedoaria)* ist eine Pflanzenart aus der Curcuma-Gattung in der Ingwerfamilie und wird dort als Stärkungsmittel und Heilpflanze in Form von Brei zur Ernährung von Kindern und Kranken verwendet.

Der Geschmack ist aufgrund seines ätherischen Öls mit Zingiberen, Pinen, Campher, Cineol und Curcumenol aromatisch, bitter und campherartig. Die Zitwerwurzeln enthalten etwa 50 Prozent Stärke und 10–15 Prozent Protein. Außer einer stark fungiziden und antibakteriellen Wirkung wurde bei der Wurzeldroge eine krampflösende und starke antitumoröse Wirkung festgestellt, wobei das Tumorwachstum in

Tierversuchen um 61 Prozent stärker gehemmt wurde als bei unbehandelten Kontrollen.

Eigene Zubereitung Zitwerwurzel-Elixier:
55 g geschnittene Zitwerwurzel
45 g geschnittene Galgantwurzel
80 g Honig
1 l Wein
Alles zusammen kurz aufkochen (3 Min), absieben und in Flaschen abfüllen.

Zusatzhinweis:
»Nicht zu vergessen«, schreibt Manfred Poggel in seinem Parkinson-Buch *Meine Heilung ohne Chemie,* »sind die sensationellen Nervenkekse! Die wichtigste Empfehlung jedoch ist, auf alle Weizenprodukte zu verzichten und sie ab sofort durch Dinkelprodukte zu ersetzen. Außerdem ist der blaue Chalcedon in der Lage, die Ungeduld bei Parkinsonpatienten zu beruhigen, die darunter leiden. ... Lassen Sie sich nicht von Menschen verunsichern, die, aus welchen Gründen auch immer, die heilbringenden Schwingungen der Edelsteine in Abrede stellen. Machen Sie sich selbst ein Bild.«

Bezugsadressen

Hier sind nur die wichtigsten Hersteller bzw. Bezugsquellen von Original-Hildegard-Heilmitteln aufgeführt.
Im Internet findet man weitere Versender, außerdem gibt es in vielen Städten Apotheken, die Hildegard-Heilmittel führen.

PJ-Naturprodukte, 78476 Allensbach
Tel.: 07533/7433, Fax: 07533/7479
E-Mail: hildegard@virita.de
www.virita.de, www.st-hildegard.com

Sankt Hildegard-Posch GmbH, 4880 St. Georgen/Austria
Tel.: (0043) 07667/8131, Fax: 07667/813150
E-Mail: info@hildegardvonbingen.at
www.hildegardvonbingen.at

Stadtmühle Egon Binz, 78187 Geisingen
Tel.: 07704/9241-0, Fax: 07704/9241-11
E-Mail: info@stadtmuehle-geisingen.de
www.stadtmuehle-geisingen.de

JURA-Naturheilmittel, 78464 Konstanz
Tel.: 07531/31487
E-Mail: jura@hildegard.de
www.hildegard.de

Register der Indikationen

C

D

E

F

G

H

I

J

K

N

O

P

R

S

T

U

V

Literatur

Allgemeine Literatur

Hagers Enzyklopädie der Arzneistoffe und Drogen. Wissenschaftliche Verlagsgesellschaft, Stuttgart 2007

World Cancer Research Fund and American Institute for Cancer Research: Food, Nutrition, Physical Activity, and the Prevention of Cancer: a Global Perspective. http://www.dietandcancerreport.org/expert_report/

Campbell, T. Colin und Thomas: China Study. Verlag Systemische Medizin, Bad Kötzting 2011

Frölich, Jürgen Prof. Dr.: Tödliche Pillen. SWR, www.youtube.com/watch?v=lgA9SePTDaA

Der Arzneimittelbrief AMB, 2011,45,31

Factor or Myth: Does Aspirin help prevent Heart Diseases? 2014, www.undergroundhealthrepoerter.com

Calaprice, Alice: The Quotable Einstein. Princeton University Press, Princeton 1996

Nefiodow, Leo und Simone N.: Der sechste Kondratieff. Die neue lange Welle der Weltwirtschaft. Rhein-Sieg Verlag, Sankt Augustin (7. Auflage) 2014

Strehlow, Wighard Dr.: Monographien für das BGA Berlin:
- Odermennig, Bundesanzeiger Nr. 50 vom 13.3.1986
- Galgant, Bundesanzeiger Nr.173 vom 18.9.1986
- Rainfarn, 20.5.1986, unveröffentlicht
- Edelkastanien, Bundesanzeiger Nr. 76 vom 23.4.1987

Wichtl, Max: Teedrogen. Wissenschaftliche Verlagsgesellschaft, Stuttgart 1989

Hildegard-Literatur

Deutsche Ausgaben

Schulz, Hugo: Ursachen und Behandlung der Krankheiten. Karl F. Haug Verlag, Heidelberg 1955

Hildegard von Bingen, Caecilia Bonn, Cyrill Bürgel und Marie L Portmann: Heilkraft der Natur. »Physica«. Christiana, Stein am Rhein 2009

Hertzka, G. und Wighard Strehlow: Große Hildegard-Apotheke. Christiana, Stein am Rhein 2003

Strehlow, Wighard Dr.: Die Ernährungstherapie der Hildegard von Bingen. Rezepte, Kuren, Diäten. Knaur, München 2009

Strehlow, Wighard Dr.: Hildegard-Heilkunde von A–Z. Kerngesund von Kopf bis Fuß. Knaur, München 2008

Strehlow, Wighard Dr.: Das Hildegard von Bingen Kochbuch. Heyne, München 2002

Strehlow, Wighard Dr.: Die Psychotherapie der Hildegard von Bingen. Heilen mit der Kraft der Seele. Knaur, München 2010

Strehlow, Wighard Dr.: Die Seelenapotheke der Heiligen Hildegard. Vom glücklichen Leben. Das Buch von den Werten des Lebens. Strehlow Verlag, Allensbach 2010

Meditationsbüchlein mit Tugenden und Lastern nach »Liber Vitae Meritorum« in Farbe

Strehlow, Wighard Dr.: Die Kunst der Heilung nach Hildegard von Bingen. Aderlass statt Pillen. Knaur, München 2012

Strehlow, Wighard Dr.: Der Hildegard-Kompass. Die wichtigsten Heilmittel und Anwendungen. Knaur, München 2014

Strehlow, Wighard Dr.: Die klassische Hildegard-Heilkunde – das Gesundheitsprogramm:
- Magen- und Darmleiden
- Herz- und Kreislauferkrankungen
- Krebs und Abwehrschwäche
- Rheuma und Gicht
- Hautkrankheiten
- Frauenheilkunde

Alle Bände im Strehlow Verlag, Allensbach 2002

Lateinische Ausgaben der Hildegard-Werke

Das medizinisch-naturkundliche Werk »Liber Subtilitatum Diversarum Naturarum Creaturarum«, bestehend aus den beiden Teilen:

»Liber Compositae Medicinae«, Paul Kaier: Hildegardis Causae et Curae (CC); Lipsiae. B. G. Teubner 1903; Nachdruck: Basler Hildegard-Gesellschaft, Basel, 1980.

»Liber Simplicis Medicinae« (Physica), Hrsg. v. Hildebrandt, Reiner/Gloning, Thomas De Gruyter, Berlin 2010

Die Trilogie

Liber Scivias: A. Führkötter: Hildegardis Scivias; Corpus Chrirstianorum, Brepols, 1978. Liber Vitae Meritorum

Liber Vita Meritorum.: J. P. Card. Pitra: Analecta Sanctae Hildegardis, Tomus 8, Typis Sacri Montis Casinensis, Paris 1882;

Liber Divinorum Operum (LDO): A. Derolez, P. Dronke, Corpus Christianorum, Brepols, Turnholti, 1996